Curso de nutrición y salud para segundo de primaria

Curso de nutrición y salud para segundo de primaria

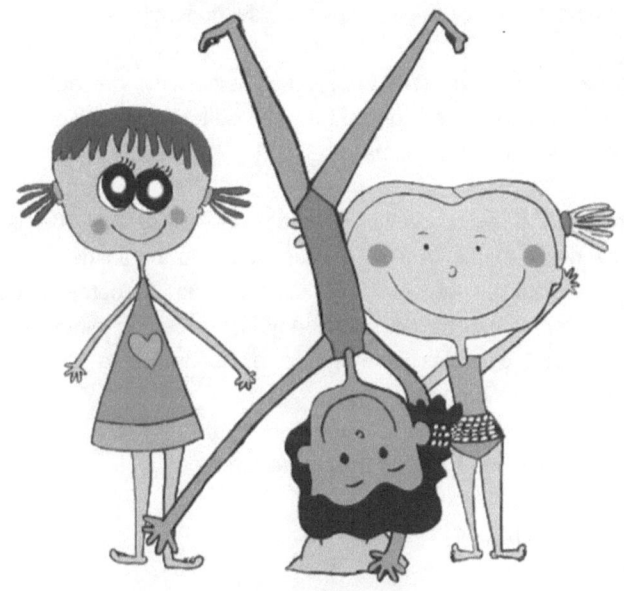

Segundo de primaria

Mario E. Martínez; Lilia V. Sánchez

Este libro forma parte del proyecto internacional EDUSANU, de la Asociación Latinoamericana de Diabetes (ALAD) y el Instituto Coubertin de Oaxaca, México, cuyo objetivo principal es prevenir el desarrollo de Diabetes y de Obesidad a través de mejorar el estado de nutrición y salud de los niños, en los países latinoamericanos. Las escuelas interesadas en beneficiarse de este programa ingresar www.nutricionlatinoamerica.org

Libro de Nutrición y Salud de Segundo de Primaria

AVALADO POR:

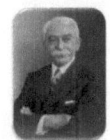 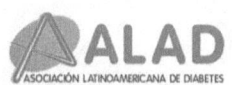 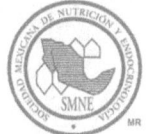

INTERNATIONAL NETWORK OF
PIERRE DE COUBERTIN SCHOOLS

ASOCIACIÓN LATINOAMERICANA
DE DIABETES

SOCIEDAD MEXICANA DE NUTRICIÓN
Y ENDOCRINOLOGÍA A. C.

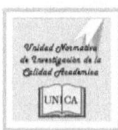 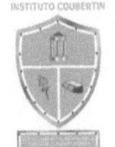

UNIDAD NORMATIVA DE INVESTIGACIÓN
DE LA CALIDAD ACADÉMICA

INSTITUTO COUBERTIN A. C.
DE MEXICO

AUTORES: Lilia Victoria Sánchez y Mario Eduardo Martínez

Diseño y revisión Luz Astrid Martínez

Ilustraciones: Daniela Madian Martínez y Lilia Pavlova Martínez.

Adaptación de contenidos a niveles cognoscitivos por grado escolar:
Martha Elena Vásquez.

Este libro forma parte de la serie de libros de textos de nutrición del Instituto Coubertin A. C. elaborados para cada uno de los grados escolares, desde primero hasta sexto de primaria y todos ellos están avalados por:

Asociación Latinoamericana de Diabetes.
Calle Francisco Prats Ramírez #55, Ensanche Piantini, Santo Domingo, República Dominicana

Comité Internacional Pierre de Coubertin y Red Internacional de Escuelas Coubertin.
Siege Social Lausanne-Suisse. Case Postale 397. CH – 1001 Lausanne-Suisse.

Sociedad Mexicana de Nutrición y Endocrinología A. C. (SMNE)
Ohio No. 27 Col. El Rosedal, Delegación Coyoacán C. P: 04330 México D. F

Unidad Normativa de Investigación de la Calidad Académica. A. C. (UNICA).
Emilio Carranza núm. 400, Col. Reforma, Oaxaca, México

Instituto Coubertin de México.
Calle San Andrés 113, Paraje San Andrés, Ejido Trinidad de Viguera, Oaxaca, México.

PRESENTACIÓN

A los padres de familia y profesores:

Felicidades, tienen ustedes un libro que forma parte del proyecto internacional EDUSANU-LATINOAMERICA, de la Asociación Latinoamericana de Diabetes (ALAD) y el Instituto Coubertin de Oaxaca, México, cuyo objetivo principal es prevenir el desarrollo de Diabetes y Obesidad a través de mejorar el estado de nutrición y salud de los niños, en los países latinoamericanos.

La educación en nutrición y salud es indispensable para el adecuado crecimiento y desarrollo de los niños y jóvenes; está demostrado que una buena alimentación y un estilo de vida saludable mejoran los procesos cognoscitivos de memoria, razonamiento y aprendizaje, lo que beneficia el rendimiento escolar, se favorecen además, las capacidades de relación y el éxito personal, familiar y social; si aunado a ello se fortalecen los valores, los alumnos podrán ser generadores del cambio social y propiciarán el cuidado del medio ambiente.

Por otra parte, a través de la educación en nutrición y salud se pueden evitar un gran número de enfermedades, lo cual es de gran importancia, ya que en los últimos años, se han incrementado en niños y jóvenes enfermedades que antes solo se manifestaban en la población adulta, como son: Diabetes tipo 2, hipertensión, elevación de colesterol y triglicéridos e infarto al corazón. En los países latinoamericanos, el sobrepeso y la obesidad afectan actualmente entre el 10% y el 20% de los niños, y del 30% al 40 % de los adolescentes, con un incremento del riesgo de desarrollar diabetes, hipertensión, colesterol y/o triglicéridos altos. La obesidad también se relaciona con depresión, dificultades para socializar, disminución de las capacidades de aprendizaje, de la capacidad física y del crecimiento normal, entre otros.

Las principales causas de lo anterior son: el cambio hacia malos hábitos de alimentación (consumo de azúcares, grasas, comidas rápidas, etc.), la falta de actividad física y estilos de vida inadecuados (ver televisión o estar en internet muchas horas, jugar videojuegos y otras actividades que no requieran de esfuerzo físico). Por sí sola, la inactividad física es un factor de riesgo independiente para enfermedades crónicas y se estima que es la causa de alrededor de 1.9 millones de muertes en el mundo.

La Organización Mundial de la Salud (OMS) en la Convención de Ginebra Suiza en el 2004, estableció la Estrategia Mundial sobre Régimen Alimentario, Actividad Física y Salud, donde recomienda a los gobiernos de todos los países del mundo que en las escuelas se lleve educación física todos los días, se promuevan hábitos de alimentación saludables y se limite en los comedores escolares la disponibilidad de alimentos altos en sal, azúcares y grasas.

La Sociedad Mexicana de Nutrición y Endocrinología A.C., la Asociación Latinoamericana de Diabetes y asociaciones de Argentina, Cuba y Brasil entre otras 18 asociaciones firmantes, publicaron en el 2005 la "Declaración de Acapulco", con una propuesta de acciones, algunas de ellas en el ámbito escolar, para prevenir la diabetes, dentro de las que incluye las recomendadas por la OMS y otras más, entre ellas la propuesta de que los niños lleven clases de nutrición como una asignatura obligatoria.

Tomando como base lo anterior, como investigadores de la Unidad Normativa de Investigación de la Calidad Académica (UNICA) elaboramos este Curso de Nutrición y Salud dirigido a los alumnos de educación primaria y secundaria, instaurándolo desde el ciclo escolar 2005-2006 ininterrumpidamente hasta la actualidad, como parte del Modelo Educativo Coubertin. Los resultados obtenidos cada año, han sido presentados en congresos Nacionales e Internacionales en México, Alemania, Portugal, Canadá, USA y Bolivia. En el 2008 y en el 2009 obtiene el primer lugar como trabajo de investigación en el Congreso Nacional de la Federación Mexicana de Diabetes. En el 2012 es premiado nuevamente y en el 2013 recibe el premio Enrique Pérez Pasten y una vez más, el primer lugar al demostrar que los alumnos del Instituto Coubertin tienen la menor prevalencia de obesidad y de sobrepeso en México.

En base a estos excelentes resultados, en el 2014 la Asociación Latinoamericana de Diabetes y el Instituto Coubertin elaboran el Programa EDUSANU LATINOAMERICA que tiene como principal objetivo beneficiar con este Curso de Nutrición y Salud a los niños de las escuelas primarias de los países latinoamericanos de habla hispana. Que inicia en el año 2015, con la visión de establecerse permanentemente.

Coincidentemente en octubre del 2014, la Organización Panamericana de la Salud (OPS), en su 53 ° Consejo, aprobó el "Plan de Acción para la Prevención de la Obesidad en la Infancia y la Adolescencia". Para luchar contra la obesidad infantil que refirió ha alcanzado proporciones epidémicas.

Este plan establece entre sus líneas principales, acciones sobre la nutrición y la actividad física en las escuelas, lo que coincide con el programa EDUSANU-LATINOAMERICA que busca establecer en forma perdurable buenos hábitos de alimentación, de actividad física y de estilo de vida.

Esperamos contribuir en demostrar que la salud y la nutrición deben ser parte inseparable de los programas educativos en todas las escuelas de educación básica y que ello redundará en un claro beneficio hacia los niños, favoreciendo su óptimo y saludable desarrollo académico, físico y emocional, para hacer de ellos personas exitosas y capaces de transformar positivamente su entorno social, y por supuesto, al tener una población más saludable se reducirán los gastos en el ámbito de salud pública.

Estos libros están dedicados a los padres de familia porque ellos desean lo mejor para sus hijos y a ustedes, los profesores, que tienen la invaluable y noble labor de construir el futuro de las sociedades a través de la formación los niños y jóvenes.

Atentamente
:

Lilia Victoria Sánchez
Doctora en Educación
Rectora del Instituto Coubertin de México
Presidenta de la Unidad Normativa de Investigación de
la Calidad Académica A. C.
Miembro del Comité Internacional Pierre de Coubertin.

Mario Eduardo Martínez
Endocrinólogo y Nutriólogo.
Vicerrector del Instituto Coubertin de México
Subdelegado en México de la Asociación
Latinoamericana de Diabetes 2014-2016
Miembro del Comité Internacional Pierre de Coubertin.

Texto para el profesor

Este libro ha sido elaborado con el propósito de que los niños en el nivel primaria vayan conociendo y aprendiendo el porqué de la sana alimentación y de los buenos hábitos; la meta es alcanzar un estilo de vida que les de calidad, desde este momento y hasta su adultez. Los buenos hábitos –el buen equilibrio en la alimentación y el ejercicio diario- se deben trabajar todos los días, hasta lograr cambios paulatinos en la vida cotidiana. En la escuela, en el aula, profesores y alumnos, podrán establecer los ajustes necesarios acordes a sus comunidades o ciudades y a su cultura para establecer las bases de un buen estilo de vida.

Cambiar las costumbres y los hábitos para alcanzar una sana alimentación y buen estilo de vida no son tarea fácil, por ello, en cada una de las lecciones de este texto, se establecen pautas que pueden llevarnos a alcanzar el cambio. Estamos seguros que, con el conocimiento y ánimo que cada uno de ustedes profesores les ofrezcan a sus alumnos, podrán enriquecer este libro, y se alcanzará el objetivo de mejorar la vida de los niños y jóvenes de cada país de Latinoamérica.

Los temas de nutrición y salud han sido establecidos en este libro para facilitar la transversalidad y acoplarse a los planes y programas de educación de cada país. Por lo que se sugiere enlazar los temas y establecer en todo momento, la relación del conocimiento con la vida cotidiana de los alumnos, sin dejar de lado la motivación y la implementación de estrategias para poder alcanzar los objetivos.

¿Cómo está integrado este libro?

Sanita es el personaje protagónico que guía cada tema de "La Aventura de los Nutrientes". Durante el desarrollo del texto van presentándose diversos personajes, principales y secundarios, que coadyuvan en el proceso de enseñanza-aprendizaje. Cada uno de estos personajes entre los que se encuentran: Sanita, Mineralito, Vitaminita, Glucosita, Grasita y Proteinita, han sido diseñados exclusivamente para estos textos.

Sanita lleva de la mano al alumno para ir comprendiendo esta aventura, ella se convierte en su amiga y ejemplo a seguir. De manera general ella hace la introducción a cada uno de los temas y también realiza el cierre. Además, incluye diferentes formas de aprender y aplicar lo aprendido reutilizando materiales reciclados para el cuidado del medio ambiente; se hace también correlación con otras asignaturas, sentando las bases para reafirmar el conocimiento general de acuerdo al grado escolar.

Para cada uno de los temas se aplica la siguiente estructura didáctica

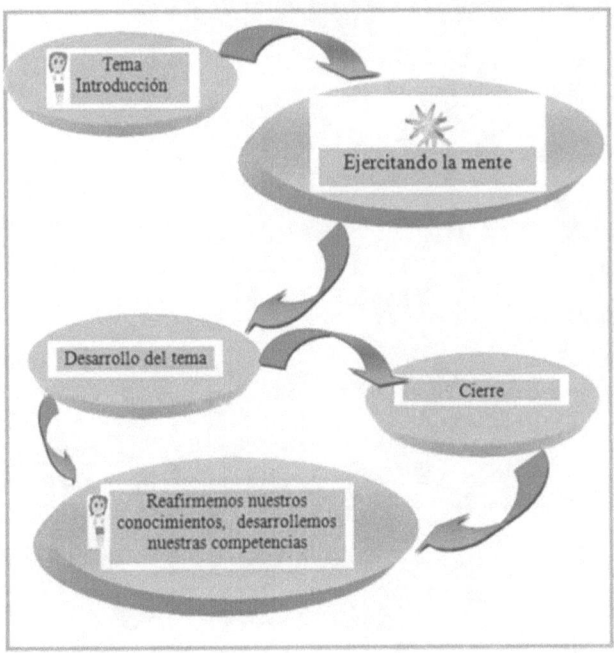

Después de que Sanita hace la presentación del tema y maneja una introducción, los alumnos pueden realizar diversas actividades para activar la mente, como dar un repaso, reforzar conocimientos adquiridos, revisar los conocimientos previos, y al mismo tiempo trabajar en equipo o de forma individual para compartir ideas, analizar y manifestar argumentos.

Enseguida se realiza el desarrollo del tema, a través de ejemplos, haciendo correlaciones con la realidad y/o contando historias. Posteriormente se hace un cierre motivacional en el que Sanita insta a los niños y niñas a llevar a la práctica lo que se está planteando como tema principal.

Por último, se manejan actividades con el título "Reafirmo mis conocimientos, desarrollo mis competencias", con lo que se busca que el alumno comprenda mejor, reflexione, aplique a la vida cotidiana, correlacione, proyecte, etc., y por supuesto que este sea capaz de aprender a aprender, de aprender a hacer y aprender a ser.

Todos los dibujos que están solo delineados son para colorear

ÍNDICE

SEGUNDO MÓDULO

QUINTO MÓDULO

PRIMER MÓDULO

TUS AMIGOS LOS NUTRIENTES Y LAS NORMAS DEL BUEN COMER. IMPORTANCIA DEL EJERCICIO Y EL ESTILO DE VIDA

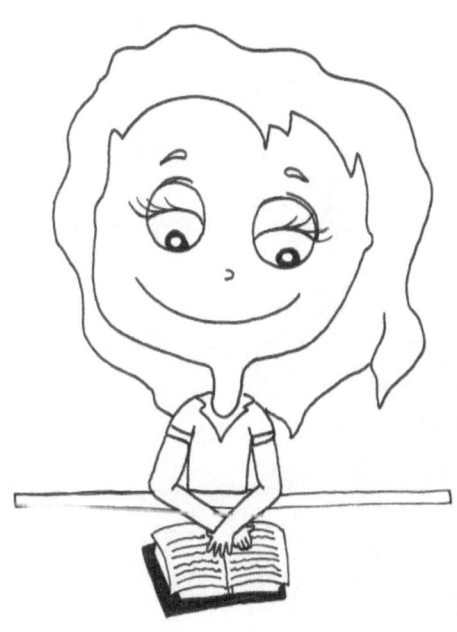

Tema 1

Tus amigos los nutrientes, las normas del buen comer y el aparato digestivo.

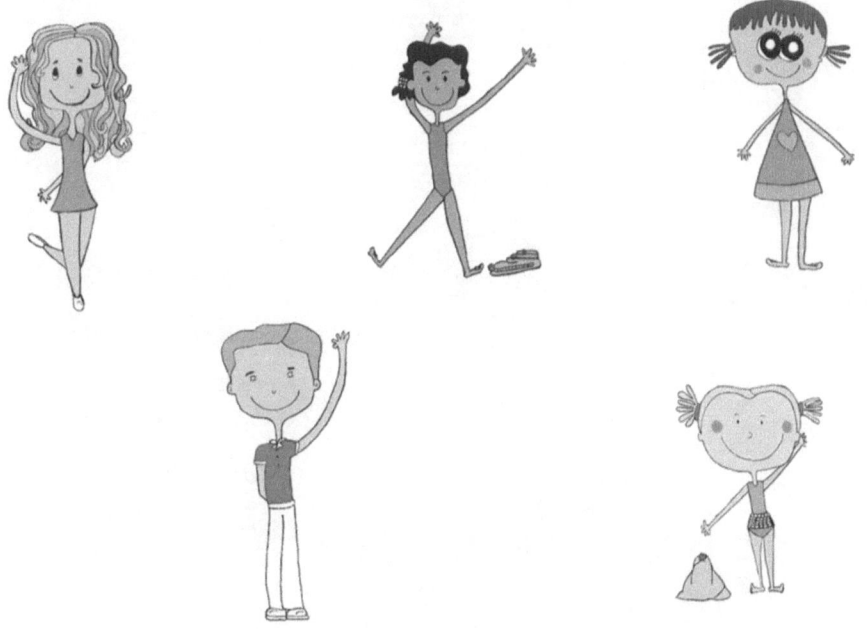

Objetivos: Que los niños y las niñas conozcan a sus amigos Los Nutrientes, las normas del buen comer y que identifiquen el aparato digestivo.

Lección 1

Bienvenidos al Curso de Nutrición y Salud

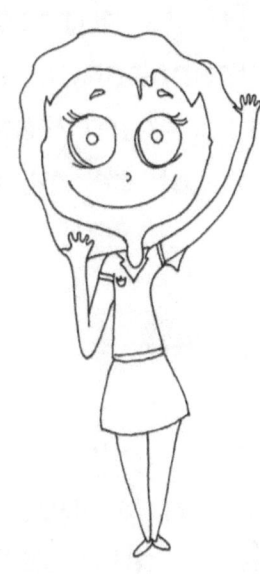

Hola que tal, ¿cómo estás? Soy Sanita, me da mucho gusto verte en segundo grado de primaria. ¡Cómo has crecido! Como en el primer libro, ahora seré nuevamente tu guía en esta nueva Aventura de los Nutrientes.

En nuestra primera lección veremos los conceptos de nutrición y salud.

En el aula, escriban en el pizarrón, antes de iniciar mi lección, el título de La Aventura de los Nutrientes. Con el apoyo de su profesor y en orden, comenten sobre lo que esperan aprender en este curso y anoten sus expectativas en su cuaderno. Reflexionen sobre la importancia de saber sobre la salud y la nutrición.

Ahora te explico lo siguiente: Nutrición es lo que comes todos los días y cómo utiliza tu cuerpo esos alimentos.

Salud significa sentirte bien, estar sano físicamente y no enfermarte. ¿Tú, te nutres bien y tienes salud? Lo irás comprobando a lo largo de este curso, lo más importante es que aprenderás a ser sano y a comer muy bien.

Reafirmo mis conocimientos, desarrollo mis competencias

Ahora, realizaremos nuestra primera actividad especial de este curso. Con el apoyo del profesor tomen y revisen los siguientes datos y anótenlos donde corresponde:

Nombre: _____

Nombre de mi escuela: _____

Fecha de nacimiento: _____

Lugar donde naciste: _____

Peso: _____ kg.
Estatura: _____ Cm.
Cintura: _____ Cm.
Cadera: _____ Cm.

*Cuando termine el curso solicita volver a pesarte y a medirte para ver cuánto creciste y mejoraste.

Lección 2

Nuestros amigos Los Nutrientes

Hola buen día, nuestros amigos Los Nutrientes quieren presentarse. Aquí los tienes...

Hola, somos Los Nutrientes, pon mucha atención y analiza lo que hacemos por ti.

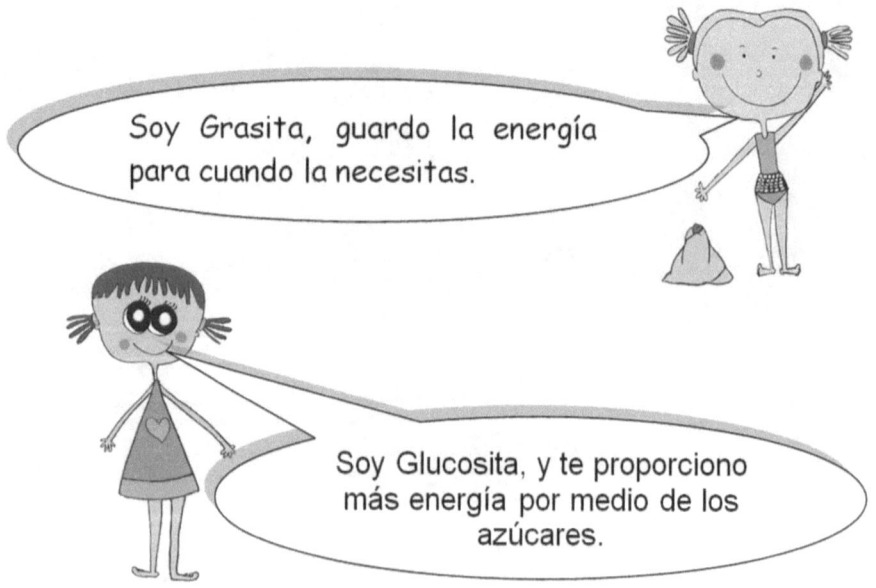

Soy Grasita, guardo la energía para cuando la necesitas.

Soy Glucosita, y te proporciono más energía por medio de los azúcares.

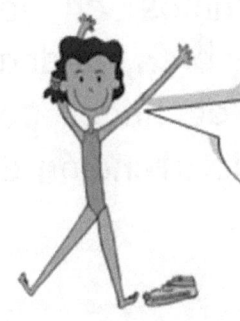

Yo soy Proteinita, la que te ayuda a crecer muy fuerte.

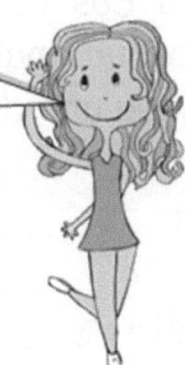

Soy Vitaminita y le doy a tu cuerpo las vitaminas A, B, C, D y E.

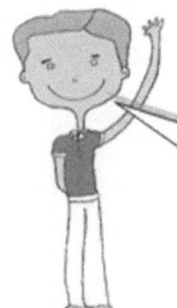

Y Yo, Mineralito, el que proporciona calcio a tus huesos, pero también te doy forforo v otros minerales.

¿Sabes para qué sirve un microscopio?, pues nosotros los nutrientes somos tan pequeños que se requiere de un microscopio para que nos puedan ver. Nos encontramos en los alimentos. Si aprendes a comer bien, podrás entender lo que somos capaces de hacer por ti y claro también si pones mucha atención en este curso.

Reafirmo mis conocimientos, desarrollo mis competencias

Dibuja a Los Nutrientes donde corresponda y escribe una palabra que te recuerde lo que hacen cada uno de ellos.

Grasita   _____

Mineralito   _____

Proteinita   _____

Glucosita   _____

Vitaminita   _____

Lección 3

Las normas del buen comer

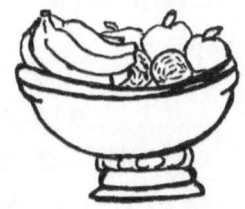

Muy buen día. El tema que nos corresponde ahora es el de las normas del buen comer.

¿Sabes que es una norma? ¿Tienes y cumples normas en la escuela? En clase y con el apoyo de su profesor comenten que es una norma y expliquen que normas tienen en la escuela y como las cumplen.

Bien, ahora ya entendieron que es una norma, entonces ya sabes que en las normas del buen comer hay que cumplir con una serie de actividades para poder llegar al objetivo de "comer bien para estar sano".

Las normas del buen comer son fáciles de cumplir, reflexiona sobre las mismas.

1. En todos los lugares a los que asistas y en casa, debes lavarte las manos. Hay formas para lavarse muy bien las manos, con la ayuda de tu profesor practiquen el lavado de manos adecuadamente.

2º. En el desayuno, comida o cena, hay que comer sentado y despacio, tomando líquidos para que los alimentos pasen fácilmente a tu estómago.

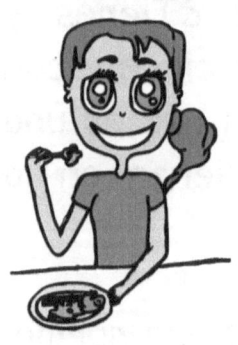

3º. No debes hablar cuando tienes alimentos en la boca, pues el alimento se puede ir hacia los pulmones y te puedes sentir muy muy mal, además debes masticar bien tus alimentos hasta hacerlos muy chiquitos para que no te lastimes al tragarlos.

4º. Cepillarse los dientes. Práctica el cepillado de dientes, observen la técnica para un buen cepillado. Los dientes de arriba se cepillan para abajo, los dientes de abajo se cepillan para arriba y las muelitas en forma circular.

Reafirmo mis conocimientos, desarrollo mis competencias

Organícense en equipos y realicen dos carteles, uno sobre el correcto lavado de manos y otro sobre el cepillado de dientes. Colóquenlos en los lugares donde los demás compañeros asisten para lavarse las manos y los dientes, por ejemplo, muy cerca del comedor o cafetería de la escuela.

Lección 4

La digestión

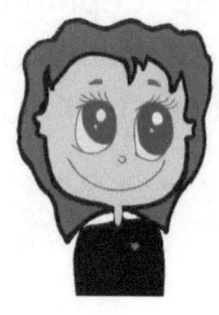 El tema de la digestión es muy bonito porque de verdad que nuestro organismo realiza cosas muy interesantes que no vemos y que luego olvidamos.

La clase pasada vimos que había normas para comer. Anoten en el pizarrón las tres normas que aprendimos y comenten si las han llevado a cabo. ¡Claro!, también deben practicarlas en la escuela. Vuelvan a repasar esta semana como se debe uno lavar las manos y los dientes.

Entremos en el tema de hoy... la digestión. ¿Qué piensas cuando lees esta palabra? Así es amiguito, esta palabra se relaciona con digerir y esto a su vez es procesar.

La digestión entonces, son una serie de pasos que siguen los alimentos para llegar a la liberación de los nutrientes. Lee cuidadosamente los siguientes pasos que realiza nuestro organismo para el proceso de la digestión:

- ❖ Comes algo y los alimentos entran por la boca.
- ❖ Los alimentos que consumimos atraviesan el esófago.
- ❖ Del esófago pasan al estómago.
- ❖ Continúa la digestión por el intestino delgado y el intestino grueso.
- ❖ finalmente, los desechos salen por el ano.

En el siguiente retrato de bomboncito, puedes ver el trayecto que toman los alimentos por nuestros órganos:

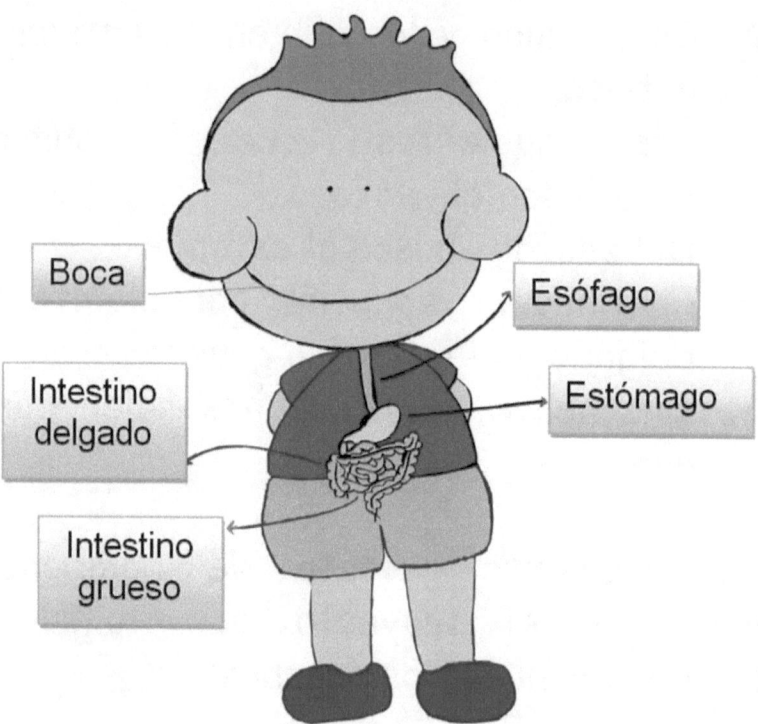

Todo eso ocurre en el proceso de la digestión mientras se libera a nuestros amigos Los Nutrientes.

Reafirmo mis conocimientos, desarrollo mis competencias

Formen equipos de dos para armar oraciones que puedan leerse.

1. la boca y los alimentos entran Comes algo por.

   _____

   _____

2. Los alimentos el esófago que atraviesan consumimos.

   _____

   _____

3. al estómago Del esófago pasan.

   _____

   _____

4. intestino delgado Continúa y el intestino grueso la digestión por el

   _____

   _____

5. el los desechos salen por finalmente ano.

_____

_____

Tema 2

Ejercicio recreativo, formal y el buen estilo de vida.

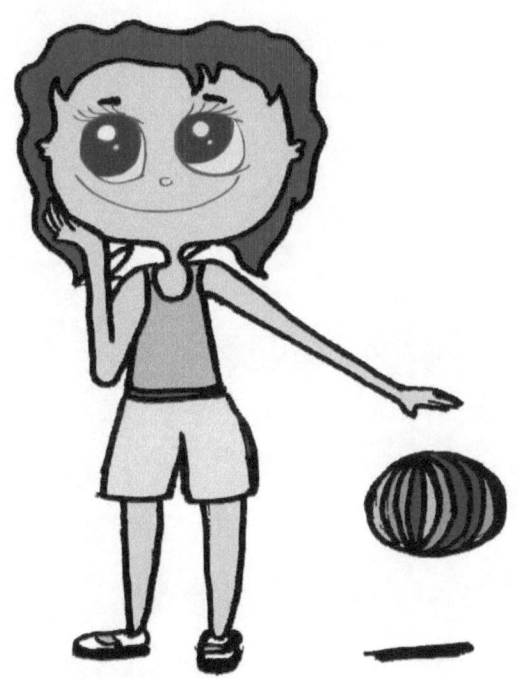

Objetivos: Que los alumnos conozcan que es el ejercicio, diferencien el recreativo del formal e identifiquen y aprendan como llevar un buen estilo de vida.

Lección 5

El ejercicio recreativo y formal

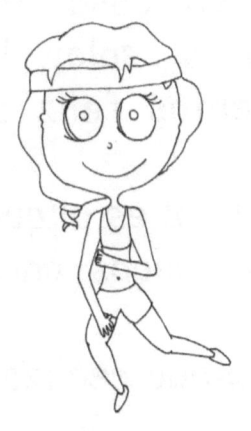

A mí, Sanita, me gusta mucho hacer ejercicio, ¿y a ti?

Comenten en clase ¿Cuáles son las actividades físicas que más les gustan? ¿Han visto las olimpiadas o algunas competencias deportivas? Escriban una relación de todos los deportes que conocen y los nombres de algunos deportistas.

El ejercicio es: estar activo, moverte y jugar físicamente. ¡En la escuela debemos hacer ejercicio todos los días, debemos estar activos!.

Algunos consejos para hacer ejercicio son:

- El ejercicio se debe hacer todos los días para que realmente genere beneficios a tu organismo.
- Debes practicar actividades físicas de acuerdo a tu edad.
- Puedes hacer ejercicio en casa, en la escuela, acompañado o solo, lo importante es que te sientas feliz al realizarlo.
- Existe el ejercicio recreativo: es el que realizas jugando con tus amigos para divertirte.
- Hay ejercicio formal. Es el que realizas en clases con tu profesor.

¿Cuánto tiempo haces de cada uno a la semana?.

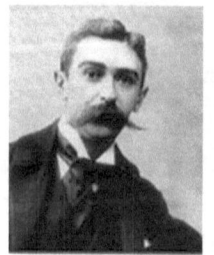 Sabías que.... ¿Pierre de Coubertin fue un gran deportista? El reiniciador de los Juegos Olímpicos modernos, practicaba esgrima. Si no sabes cuál es este deporte te invito a investigarlo.

Escribe una lista de deportes y juegos físicos que inicien con "v" y "b", con "c" y "s". Encierra en un círculo con color rojo los deportes que practican en tu casa y en la escuela.

Lección 6

Aprendiendo sobre estilo de vida

Hola, soy Sanita, tu amiga de la salud y continuo contigo en este viaje por La Aventura de los Nutrientes.

Aprovecho para enviarles un abrazo a nuestros amiguitos de Cuba, República Dominicana, Argentina, Venezuela, Guatemala, uff!, Paraguay, bueno, a todos los países de Latinoamérica.

Continuemos con nuestra lección sobre el estilo de vida. Por cierto, en todos los países de Latinoamérica y del mundo en general, todas las personas tienen diversos estilos de vida.

¿De qué dependerá el estilo de vida de cada quién? ¿Por qué las personas tenemos tan variados estilos de vida? ¿Tú, que estilo de vida tienes? Comenta con tu clase y con la ayuda de tu profesor y su conocimiento sobre otros países, aprendan a ver las diferencias de los estilos de vida.

Sin duda, el estilo de vida es la forma o la manera en que hacemos cosas y actividades, cada cultura por eso tiene su propio estilo de vida, imagínate, en el mundo hay muchas culturas, con variadas costumbres. ¿En tu cultura y tu país, que actividades acostumbras a hacer todos los días?

Como eres un niño pequeño aún, supongo que todos los días te levantas temprano para ir a la escuela, te aseas para verte aliñado, desayunas y tienes un horario para entrar a clases, eso forma parte de tu estilo de vida.

¡Mmmmh! Que interesante es esto del estilo de vida. Yo Sanita, soy mexicana y tengo mi propio estilo de vida. Leo mucho, estudio, hago ejercicio, cuido mi alimentación y hago cosas buenas por los demás.

Piensa que estilo de vida te gustaría practicar siempre, de tu estilo de vida dependerá tener éxito en el futuro.

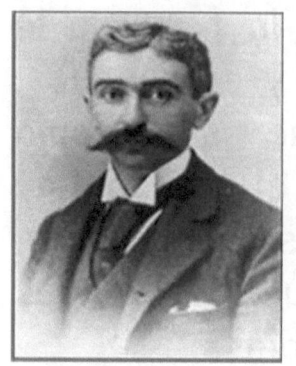

Sabías que... Pierre de Coubertin tuvo un estilo de vida muy especial; él era francés y eso también influyó en todo lo que hacía. Estudió derecho y pedagogía, enseñó de diferentes formas los valores humanos, organizó los juegos olímpicos y trabajó mucho para mantener la paz por el bien de la humanidad.

Reafirmo mis conocimientos, desarrollo mis competencias

En tu cuaderno, escribe el nombre de tu país y estado o comunidad, luego, anóta lo que te gustaría aplicar en tu estilo de vida, encierra en rojo los verbos.

Lección 7

Los beneficios del ejercicio
y el estilo de vida

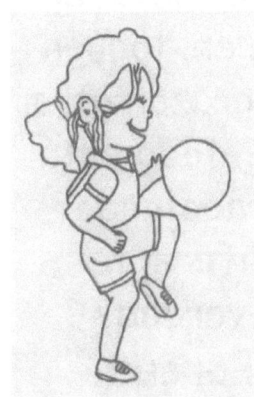

Hola, en esta lección continuaremos con el estilo de vida pero ahora conoceremos también sus beneficios.

¿Recuerdas lo que vimos la clase pasada sobre el estilo de vida? También leíste sobre el estilo de vida de Pierre de Coubertin. Escriban en sus cuadernos lo que recuerden sobre el estilo de vida de este personaje.

Hacer ejercicio tiene muchos beneficios para cada uno de nosotros. Cuando hacemos ejercicio, los nutrientes llegan más rápido a todo el cuerpo y trabajan mucho mejor, el corazón late más rápido y se fortalece, la sangre circula más rápido y también el cerebro funciona mejor porque hay más oxígeno.

Por eso cuando hacemos ejercicio sentimos estamos bien.

Con el apoyo de su profesor realicen en grupo la siguiente actividad al aire libre como se indica en los recuadros:

1 Formados en una fila esperen un momento, tóquense el corazón, sientan los latidos. Luego practiquen una actividad física, por ejemplo corran una vuelta al patio o cancha de la escuela.

2 Al terminar de correr, toquen su corazón otra vez., todo está trabajando diferente ¿verdad? Porque hemos hecho ejercicio.

Algunas actividades que podemos practicar en nuestro estilo de vida son:

Levantarte temprano.

Practicar algún deporte.

Trabajar con esmero en la escuela.

Comer sanamente.

Apoyar en la casa para mantenerla limpia.

Bañarte por la mañana todos los días.

Leer un libro o un cuento por mes.

Si haces estas actividades tendrás un buen estilo de vida.

Sabías que.... Pierre de Coubertin decía que el estilo de vida saludable hacía a las personas mejores día a día. Por eso lo reconocen en muchos países. Aquí te mostramos un timbre de Argentina, con la imagen de Pierre de Coubertin.

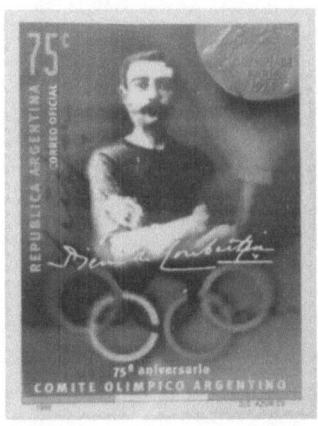

Reafirmo mis conocimientos, desarrollo mis competencias

Enseguida colorea aquellos dibujos que consideres como actividades que forman parte de un buen estilo de vida.

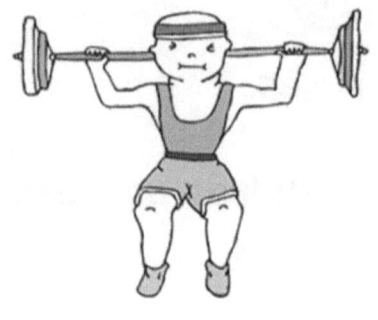

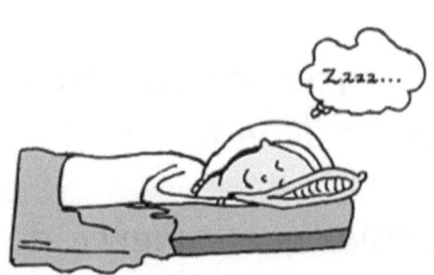

Ring, ring, 10:00 a.m.

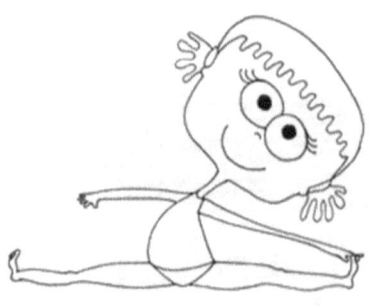

Lección 8

¿Qué has aprendido?

¡Hola amiguitos!, hoy nos toca reafirmar lo que aprendimos en este módulo.

Completa y responde lo siguiente:

1. Completa la oración, escoge las palabras del recuadro:

El ejercicio es estar _____, moverte y _____ físicamente

moverte	cantar	jugar	dibujar
	activo		comer

2. Completa las frases que describen el proceso de la digestión.

Comes algo y los alimentos entran por la _____.

Los alimentos que consumimos _____ el esófago.

Del esófago pasan al _____.
Continúa la _____ por el intestino
_____ y el intestino grueso.
Finalmente, los _____ salen por el ano.

3. ¿Escribe cuáles son las acciones que se deben realizar antes, durante y después de comer?

1. _____
2. _____
3. _____

4. Escribe una oración que describa tu estilo de vida y anota lo que te gustaría cambiar.

_____
_____

5. Escribe el nombre que corresponde a cada uno de Los Nutrientes y que hacen en nuestro cuerpo.

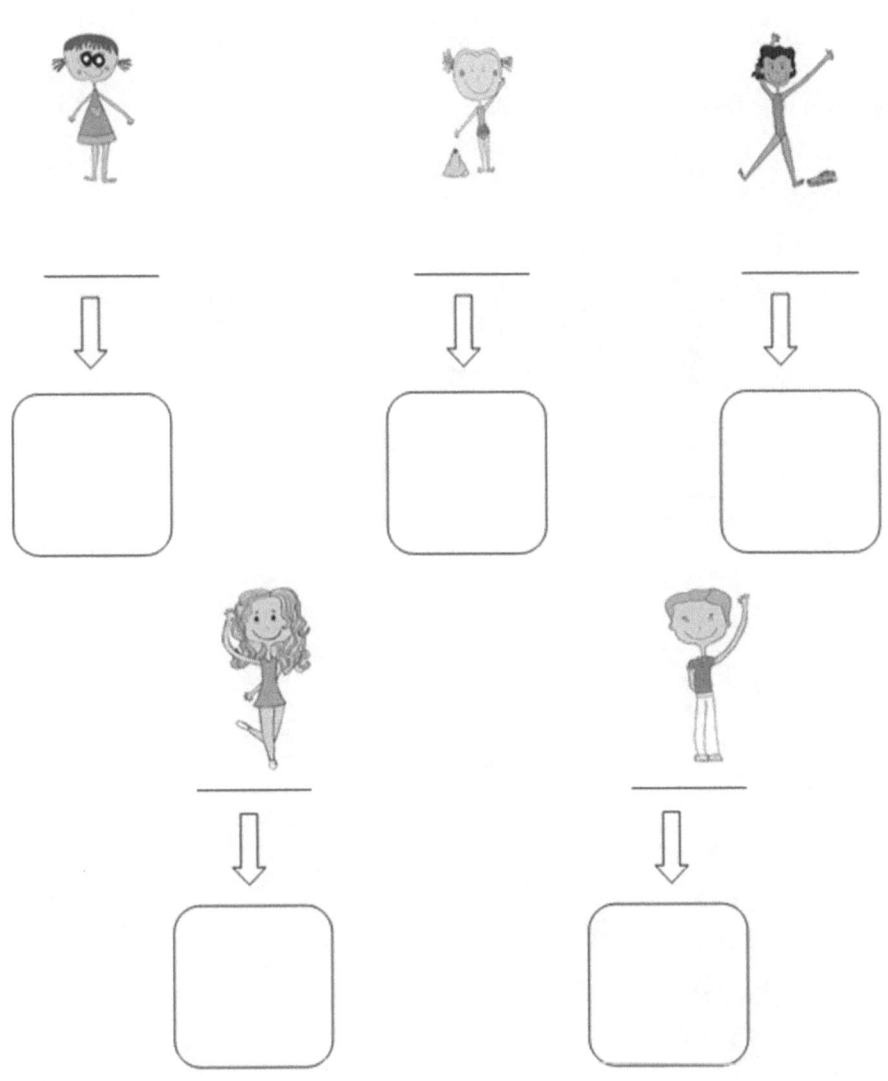

SEGUNDO MÓDULO

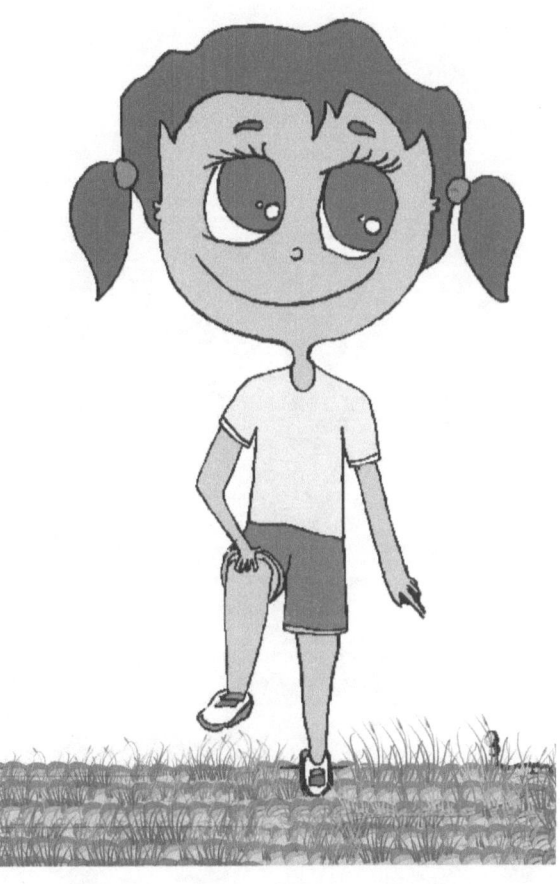

FUNCIONES DE LOS ALIMENTOS, DEL EJERCICIO Y DEL ESTILO DE VIDA

Tema 3

Funciones de los alimentos (energética, plástica y reguladora)

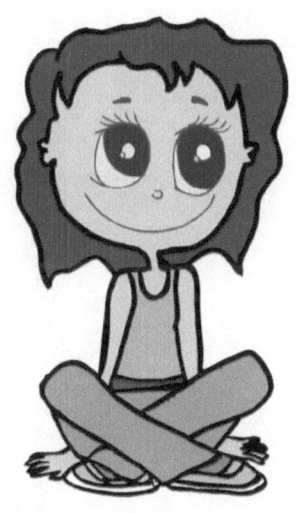

Objetivo: Que los niños y niñas conozcan las funciones de los alimentos y la importancia de cada una de estas.

Lección 9

Funciones de los alimentos
¿Para qué comemos?

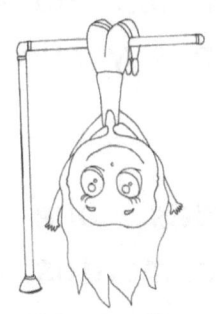

Hola, muy buen día. Espero que estén todos bien, aprendiendo y divirtiéndose.

Aunque pareciera que sabemos suficiente a cerca de los alimentos, creo que no, a veces las cosas que hacemos todos los días no son tan fáciles de entender si no ponemos la suficiente atención y analizamos.

Hoy aprenderemos sobre la importancia de los alimentos y cuál es la función de los mismos.

Has pensado ¿Para qué comemos? o ¿Por qué a veces se nos antojan determinados alimentos? Reflexiona sobre estas preguntas. Con el apoyo de tu profesor, formen equipos de tres o cuatro y comenten lo que piensan. Cierren la discusión con comentarios para todo el grupo.

Es necesario comer para tener energía y fuerzas para poder jugar, correr y hacer todo lo que queremos, y claro, para no enfermarnos.

Gracias a la comida, crecen los huesos, músculos, todos nuestros órganos y nuestro cerebro funciona mejor.

Es importante que recuerdes que es importante saber elegir los alimentos que comerás ya que ellos te ayudarán a crecer, tener energía y estar sano.

Nos vemos en la siguiente lección. Se despide de ti, Sanita.

Reafirmo mis conocimientos, desarrollo mis competencias

Elabora una relación cinco alimentos que te ayudarán a crecer y darán energía. Relaciona el alimento con la persona que se dedica a elaborarlos; no olvides que todo lo que llega a tus manos ha requerido de mucho esfuerzo y trabajo de otros que realizan oficios.

Ejemplo: Como pan del panadero.

1. _____

2. _____

3. _____

4. _____

5. _____

Lección 10

Tener energía
(Función energética)

¡Nos volvemos a ver!
Para hoy tenemos el tema de la energía. ¿Listos? ¡Comencemos!

Con la coordinación de tu profesor, lee lo que se dice sobre la energía, recuerda hacer uso de la biblioteca para que revises diferentes fuentes. Escriban en esta línea su significado:

Energía es:_____

_____

_____

Así es, energía es la fuerza que mueve las cosas. Es la fuerza que te hace correr tan rápido y jugar sin cansarte.

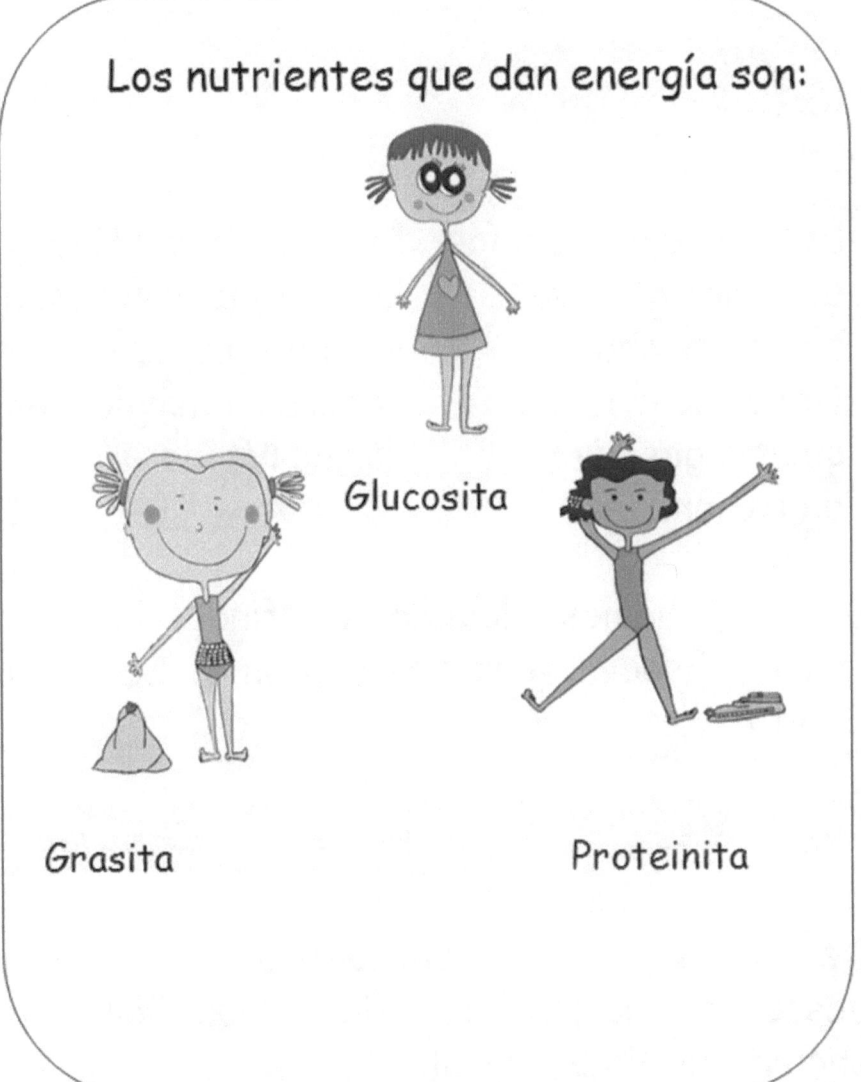

Los nutrientes que dan energía son:

Glucosita

Grasita

Proteinita

Glucosita nos da más energía y más rápido, Grasita es ahorradora y guarda la energía para cuando la necesitamos, y Proteinita nos da menos energía porque ella la usa para construir nuestro cuerpo.

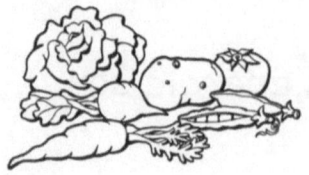 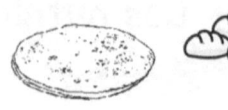

Las verduras además de tener glucosa tienen mucha fibra que ayuda a que tengas buena digestión.

El pan, la tortilla y las pastas contienen mucha glucosa que genera energía en forma rápida.

Bonitos, hemos llegado al final de ésta lección. Espero verlos muy pronto. Su amiga Sanita.

Reafirmo mis conocimientos, desarrollo mis competencias

De la siguiente relación de alimentos, descubre cuáles te dan más energía, enciérralos en un círculo.

Arroz	Maracuyá	Bananas
Carne de pollo	Sandía	Lechuga
Lentejas	Anonas	Tomate
Carne de res	Trigo	Chile
Frijoles	Pescado	Maíz

Lección 11

Crecer y desarrollarnos
(Función plástica)

Hola, hoy estás más grande que ayer, ¿lo sabías? Hoy aprenderás sobre como creces y te desarrollas.

¿Recuerdas cuánto medias el año pasado? Comenten en el aula como se ven respecto del ciclo pasado. Consideren que se crece de diferente forma, unos más rápido, otros más lentamente.

Recuerda que nuestros amigos Los Nutrientes son los encargados de hacer que nazcan nuevas células y de hacer crecer a las que ya están. Aquí está el bebé Coubi, quien ya creció y se desarrolló.

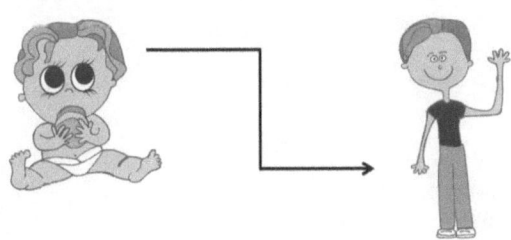

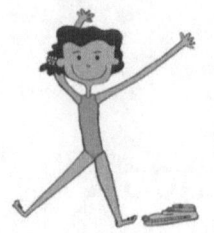

Proteinita es quien se encarga de construir nuestra estructura.

Imagina que estamos construidos por pequeñísimos bloques que se llaman células, y estos bloques se forman con nuestra amiga Proteinita, por lo que ella necesita que comamos huevo, carnes, leche y otros alimentos para que pueda trabajar adecuadamente y ayudarnos.

Ésta es una célula, podríamos decir que estas son los bloques con los que estamos formados, nuestro organismo tiene millones de ellas.

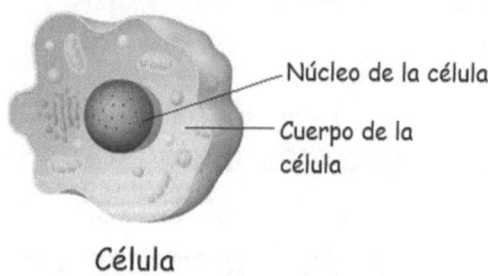

Núcleo de la célula

Cuerpo de la célula

Célula

Estas son unas células, coloréalas. Recuerda que cuando se forman se unen y nosotros crecemos.

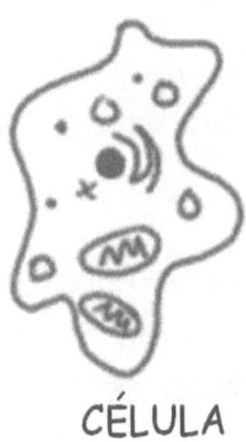

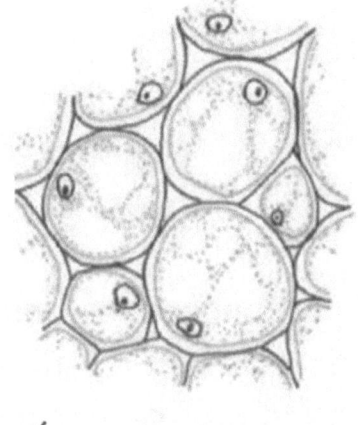

CÉLULA   CÉLULAS UNIDAS

Lección 12

Para que todo funcione bien
(Función reguladora)

¡Hola! Somos Vitaminita y Mineralito, hoy hablaremos de nuestro trabajo.

¿Conoces a alguien que trabaje para que todo funcione bien? Piensa en tu mamá o papá, son los que se encargan de que todo esté bien en tu hogar. Hay ocasiones en que lo hacen los abuelos, los tíos o una persona especial. Escriban en el pizarrón las funciones que realizan los diferentes miembros de la familia para que en casa todo funcione adecuadamente.

Pues bien, nosotros, Vitaminita y Mineralito hacemos muy bien nuestro trabajo para que todo funcione bien en tu organismo y apoyamos a los demás nutrientes para mantenerte sano.

Nosotros, Vitaminita y Mineralito, nos encargamos de que tu cuerpo te defienda de muchas enfermedades. Por eso es importante que consumas alimentos que contengan vitaminas y minerales como las frutas y verduras, para que tus huesos y dientes estén fuertes.

¡Nosotros dos en conjunto con Glucosita, Grasita y Proteinita formamos un gran equipo de trabajo para mantenerte fuerte!.

Reafirmo mis conocimientos, desarrollo mis competencias

Investiga sobre los alimentos que existen en tu país y comunidad, en tu cuaderno realiza una lista de todos aquellos que contengan minerales y proteínas. Recuerda resaltar el título como te guste y clasifica los alimentos.

Tema 4

Mi Programa de ejercicio y de estilo de vida

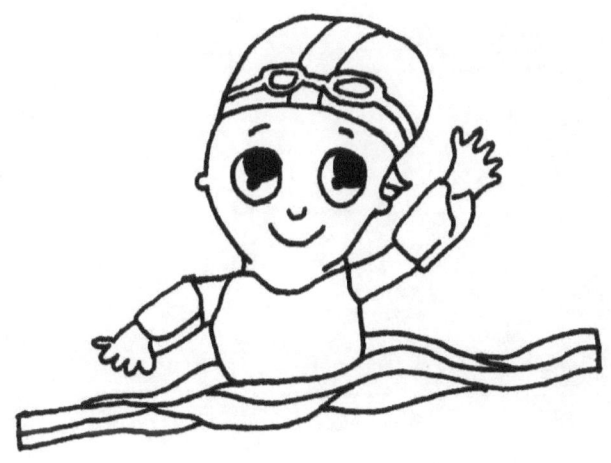

Objetivos: Que los alumnos conozcan las funciones del ejercicio, del estilo de vida en el crecimiento y desarrollo, así como la forma de implementar buenos hábitos.

Lección 13

La importancia de tener un programa

¡Bienvenidos al tema sobre la importancia de tener un programa! Vaya esto será interesante ¿verdad amigos? Yo Sanita, tengo mi programa y te voy a enseñar a tener el tuyo.

Ya vimos como nuestros amigos Los Nutrientes cumplen con sus funciones en el organismo.

Hagan unas bolitas de papel de color blanco ò verde. Colóquense en círculo y con la ayuda de su profesor, digan quienes son los nutrientes y cuáles son las funciones con las que cumplen en el organismo. Cada que alguien diga una respuesta correcta se le dará una bolita verde. El que llegue a tener más bolitas ganará. Recuerda que lo más importante es aprender y participar.

¡Muy bien chicos! Ahora vayamos a ver que es un programa y como se hacen estos.

¿Recuerdas cuando quieres ir a pasear y tu mamá o quien se encarga de ti, te dice que no puede porque debe hacer otras cosas y después te pide que lo programen para otro día? o cuándo la maestra te dice que el examen está programado para la próxima semana.

Un programa es la organización paso a paso de lo que vamos a hacer para lograr una meta o un objetivo. Por ejemplo puedes programar lo que vas a hacer durante un día domingo:

7:30 hrs.	Levantarse
8:00 hrs.	Bañarse
8:30 hrs.	Desayunar
9:30 hrs.	Salida al Zoológico
12:30 hrs.	Caminata en el parque del zoológico
13:30 hrs.	Lunch
16:00 hrs.	Regreso del zoológico
19:00 hrs.	Cena
20:30 hrs.	Dormir

Ves que fácil es hacer un programa, es importante definir los días y los horarios.

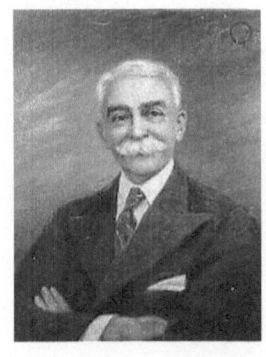

Sabías que... Desde hace más de cien años, Pierre de Coubertin habló de la importancia de hacer ejercicio para mantener la mente y el cuerpo sanos. El realizo muchos programas en su vida, el más importante: La organización de los Juegos Olímpicos Modernos.

Reafirmo mis conocimientos, desarrollo mis competencias

Enumera en la fila de en medio, en el orden adecuado, las actividades del siguiente programa.

7:30 hrs.		Desayunar
8:00 hrs.		Bañarse
8:30 hrs.		Levantarse
9:30 hrs.		Salida al parque
13:30 hrs.		Dormir
16:00 hrs.		Regreso del parque
19:00 hrs.		Cena
10:30 hrs.		Lunch

Lección 14

Mi programa de ejercicio

Hola soy Sanita, estoy nuevamente contigo. Ahora, aprenderemos a implementar un programa de ejercicio. Iniciemos por recordar lo que aprendimos la clase pasada.

Comenten en clase que tipo de ejercicio les gustaría practicar diariamente, como correr, saltar la cuerda, nadar o jugar futbol. Luego, platiquen en equipos que es lo que acostumbran hacer en un día cualquiera. Escriban en sus libretas las seis cosas más importantes que realizan.

Ahora, entremos en el tema para implementar un programa de ejercicio. Revisa el siguiente programa de Activin, a él le gusta jugar béisbol.

Mi programa de ejercicio							
Ejercicio: Béisbol Lugar: El campo de mi comunidad.							
Me acompañará: Mi papá							
Horario	Domingo	Lunes	Martes	Miércoles	Jueves	Viernes	Sábado
4 a 5 de la tarde	X	X	X	X	X	X	X

Como puedes observar a Activin le gusta practicar Béisbol y ha programado jugarlo todos los días por la tarde. Bien por Activin porque programo todos los días hacer ejercicio.

Reafirmo mis conocimientos, desarrollo mis competencias

Realiza un programa para hacer ejercicio y escribe el que te gustaría practicar:

Programa de ejercicio de:_____							
Ejercicio:_____Lugar: _____							
Me acompañará: _____							
Horario	Domingo	Lunes	Martes	Miércoles	Jueves	Viernes	Sábado

Lección 15

Mi programa de estilo de vida

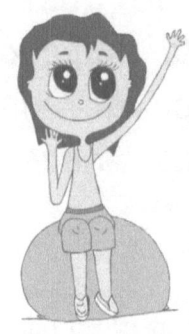 Hoy es un día muy bonito. Aprovecharemos la ocasión para combinar dos temas que vamos a unir aquí, programa y estilo de vida, para obtener tu programa de estilo de vida.

Recapitulemos: comenten que es tener estilo de vida en la clase, y qué aspectos deben considerar para hacer un programa. Luego recuerden brevemente cuáles son sus hábitos y el ejercicio que más les gustaría realizar.

Tener buenos hábitos nos ayuda a organizarnos mejor y llevar a cabo un estilo de vida saludable. Hemos comentado que es importante levantarse temprano todos los días, bañarse, hacer ejercicio, lavarse los dientes, comer alimentos que contengan nutrientes, jugar con los amigos, respetar a las personas, leer y muchas otras cosas.

Yo, Sanita hago mi programa de estilo de vida de la siguiente forma:

PROGRAMA DE ESTILO DE VIDA DE SANITA DE LUNES A VIERNES	
HORA	ACTIVIDAD
6:00 hrs.	Me levanto
6:00 a 6:30 hrs.	Hago ejercicio
6:30 a 7:00 hrs.	Me baño y me visto
7:00 a 7:20 hrs.	Desayuno
7:30 hrs.	Voy a la escuela
9:30 a 10:00 hrs.	Almorzar (Lunch en la escuela)
2:10 hrs.	Salgo de la escuela
3:00 a 3:30 hrs.	Como
3:30 a 4:00 hrs.	Ayudo en casa
4:00 a 6:00 hrs.	Hago mi tarea
6:00 a 8:00 hrs.	Juego
8:00 a 8:30 hrs.	Ceno con mi familia
8:30 a 9:00 hrs.	Preparo mis cosas para el día siguiente
9:00 hrs.	Me acuesto a dormir.

Reafirmo mis conocimientos, desarrollo mis competencias

En el siguiente programa anota las actividades diarias que hacen tu estilo de vida.

LOS HÁBITOS DE ESTILO DE VIDA DE _____ DE LUNES A VIERNES	
ACTIVIDAD	HORA

Lección 16

¿Qué has aprendido?

Lee con atención, responde las siguientes actividades y preguntas.

1. Ayuda a Sanita a llegar al final del laberinto, y escribe sobre la línea el hábito que podrá cumplir.

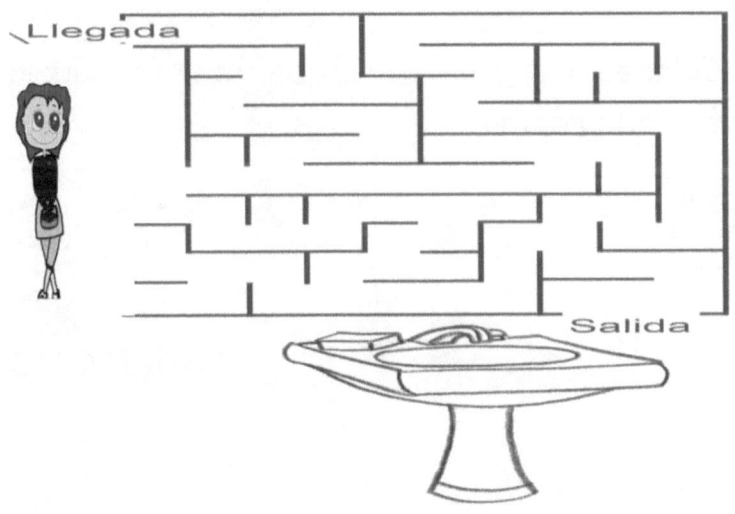

Hábito:

_____

2. Colorea las palabras que completan la oración correctamente.

Los alimentos nos ayudan a:

Crecer	Enfermarnos	Sentirse mal
Estar sanos	Pelear con todos	Tener energía

3. Encierra en un círculo a Los Nutrientes que nos proporcionan energía.

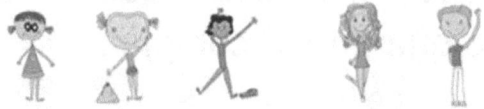

4. Colorea los alimentos que nos proporcionan energía rápida.

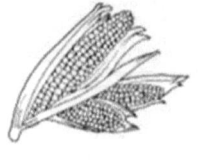
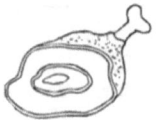
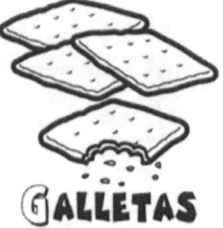

GALLETAS

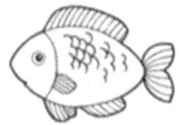
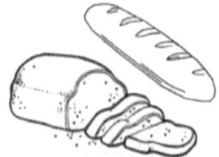
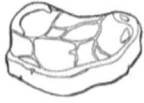

4. Subraya las letras que forman el nombre del nutriente que construye nuestros cuerpos.

P w r o A t y e n i n o i l t e a

5. Relaciona con líneas de dos colores los nutrientes y las acciones que realizan.

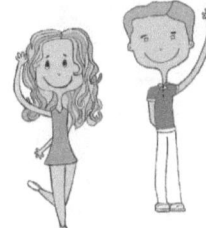

- Ayudan a que todo funcione bien.
- Almacenan grasa.
- Desechan lo que no sirve.
- Apoyan a los demás nutrientes.

6. Completa la siguiente oración:

Un programa sirve para_____

7. Escribe sobre lo que más te gustó aprender de este módulo.

TERCER MÓDULO

LOS NUTRIENTES CALÓRICOS Y NO CALÓRICOS

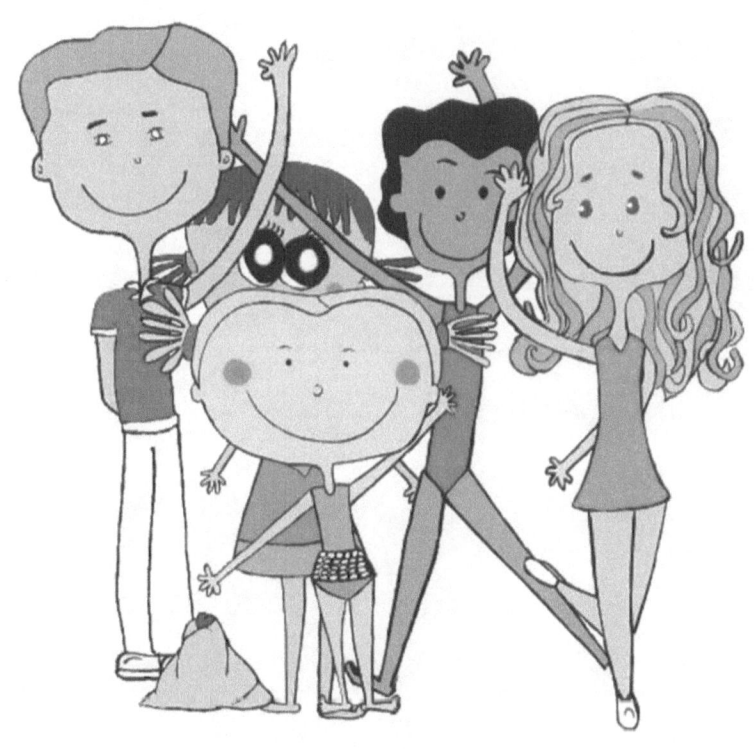

Tema 5

LOS NUTRIENTES CALÓRICOS
(Carbohidratos, Proteínas y Grasas)

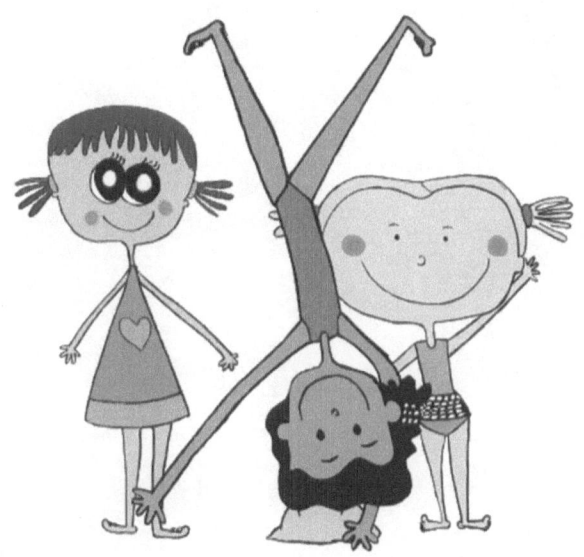

Objetivos: Que los alumnos identifiquen de cada uno de los nutrientes calóricos, funciones, alimentos en que se encuentran y cantidad de energía que deben proporcionarnos.

Lección 17

Los nutrientes calóricos y no calóricos

Hace calor y no hace calor ¡no!, lo que veremos ahora es quienes de nuestros amigos Los Nutrientes tienen las funciones de darnos calorías ¡Veamos!

Busca en el diccionario la palabra "caloría" y escribe su significado en el siguiente espacio:

_____

Comenten en clase el significado y reflexionen sobre el mismo.

¿Has viajado alguna vez en un automóvil o transporte que se quede sin gasolina? ¿Qué pasa si esto llega a suceder? Seguramente ya no llegarás a tiempo a algún lugar. Pues imagina que los nutrientes proporcionan el combustible llamado calorías para que nuestro cuerpo funcione.

Hay dos grupos de nutrientes: Los calóricos y los no calóricos. Veamos sus diferencias.

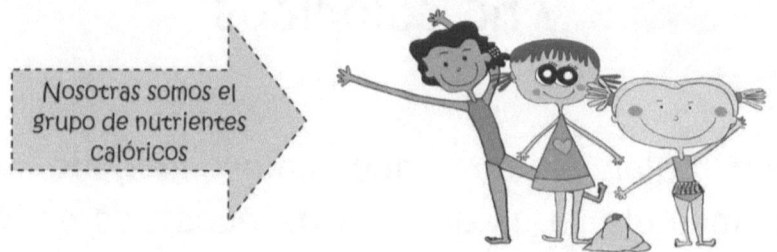

Nosotras somos el grupo de nutrientes calóricos

Llamados así porque son los que producen calorías, que nos dan energía para jugar, correr, gritar y hacer todo lo que nos gusta.

Lo recomendable es que por cada 100 calorías que necesitemos, obtengamos:

55 de Glucosita
30 de Grasita
15 de Proteinita.

Aquí aprenderás que alimentos y en qué cantidades debes comer para obtener nuestra energía de los nutrientes calóricos correctamente.

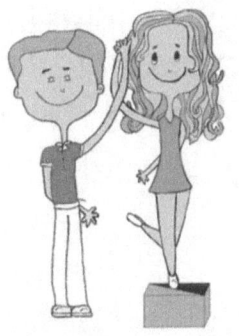

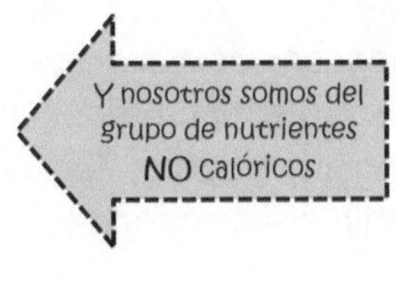

Y nosotros somos del grupo de nutrientes NO calóricos

Denominados así porque no producen calorías, pero son muy importantes, son como los organizadores de una fiesta de cumpleaños, se encargan de que todo salga bien. Vitaminita y Mineralito se encargan de proporcionarnos obviamente vitaminas y minerales. Ellos son muy importantes ya que gracias a ellos los demás nutrientes pueden funcionar bien.

También se les llama micronutrimentos porque el cuerpo solamente necesita pequeñas cantidades de ellos todos los días. Imagina que sólo necesitamos una cantidad parecida a un grano de sal, para que todo funcione bien ¡Sorprendente!

Hay funciones, como el movimiento de nuestro cuerpo, que no se podría llevar a cabo sin Mineralito, Si hablamos de las vitaminas, entonces tenemos que saber que son necesarias para que todas las partes del cuerpo funcionen bien, para que se formen: la sangre, el pelo, las uñas y la piel y para prevenir enfermedades.

Reafirmo mis conocimientos, desarrollo mis competencias

Escribe las calorías que se recomienda obtener de los nutrientes calóricos:

_____ de Glucosita

_____ de Grasita

_____ de Proteinita

Escribe lo que ya sabes de los nutrientes:

Calóricos   No calóricos

_____   _____

_____   _____

_____   _____

_____   _____

Lección 18

Los azúcares

¡Hola amiguitos!, empecemos la clase de hoy con nuestra amiga Glucosita.

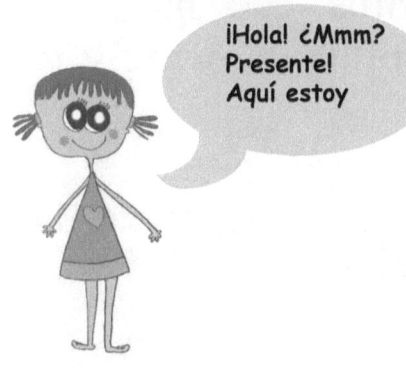

¡Hola! ¿Mmm?
Presente!
Aquí estoy

Comemos varias cosas ricas al día que contienen azúcar. Comenten en la clase que cosas han comido hoy que contienen azúcares.

Glucosita, es el nutriente calórico más efectivo de todos, es la que da energía en una forma más rápida al organismo. Glucosita le da a nuestro cuerpo la energía en forma de glucosa que es un azúcar.

Más de la mitad de nuestra energía la debemos obtener de alimentos que contengan a Glucosita. Yo, Sanita, consumo varios, pero los combino con otros para sentirme bien.

Glucosita está en alimentos dulces como las frutas, los pasteles y el chocolate.

También está en alimentos que no saben dulces como el pan, la tortilla, el arroz y las sopas de pasta.

Es mejor obtenerla de la fruta y de los alimentos que no saben dulces.

Glucosita está muy contenta de que hayamos hablado de ella. Adiós, nos vemos en la siguiente aventura de los nutrientes.

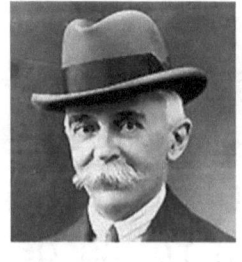

Sabías que... Desde hace más de cien años, Pierre de Coubertin planteo que para tener una mejor educación los niños y las niñas deberían llevar deportes en la escuela, todos los días.

De los siguientes alimentos encierra en un círculo aquellos que contengan azúcar.

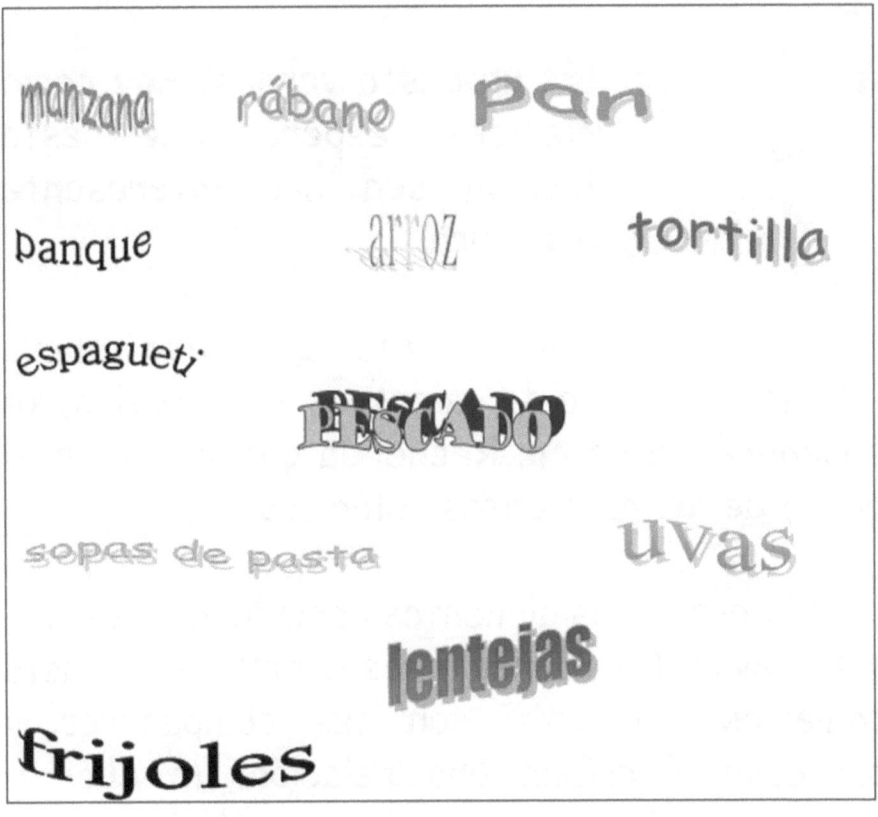

Lección 19

Las grasas

¡Es un gusto vernos! Hoy como siempre espero que esta lección sea una interesante aventura.

Sanita ésta buscando nueva información para ti, mientras yo, Grasita, te enseñaré sobre mí. Recuerda que estoy en el grupo de los nutrientes calóricos.

Piensa en los alimentos como la mantequilla, los huevos, las carnes y los aceites, ¿te gusta comerlos? Comenta con tus compañeros y profesor. Escriban una relación de ellos y pongan por título: Los nutrientes calóricos.

Los nutrientes calóricos, es decir, los que forman calorías, son las grasas, ellos son mi familia. Somos muy activos, siempre estamos almacenando energía para que cuando la necesites esté lista.

Los nutrientes calóricos son alimentos que aportan grasas para que puedas realizar todas tus actividades y tengas reservas.

La tercera parte de la energía que utilizamos proviene de mí, Grasita y mi familia. Las grasas se convierten en ácidos grasos para poder guardarse dentro de nuestro organismo y convertirse nuevamente en energía o en glucosa, cuando sea requerida.

Algunas grasas transportan ciertas vitaminas dentro de nuestro cuerpo, otras dan sabor agradable a los alimentos.

Mi trabajo como Grasita es muy importante, ya que sin mí no podrías hacer esfuerzos especiales, o resistir sin comer por lapsos largos; hay personas que piensan que comer grasa es malo, pero no es así, realmente soy buena, pero recuerda que no debes comerme en exceso.

Trata de evitar los alimentos que tienen muchas grasitas, y pídele a tu familia que si compran carne, la seleccionen con poca grasa.

Recuerda comer todos los días algunos alimentos con grasas, así tendrás muy buenas reservas de energía, ¡y podremos volver a vernos en otra sesión!

Reafirmo mis conocimientos, desarrollo mis competencias

Aquí tienes un reto matemático que Grasita quiere que resuelvas, ¡Adelante!

- En el hogar de Glucosita se preparan una vez por semana huevos con tocino (panceta) para almorzar, los miembros de la familia son cinco, y hoy hay once rebanadas doraditas y deliciosas.

¿Cuántas rebanadas le tocarán a cada miembro? _____

¿Quedarán algunas rebanadas para guardar?

_____

¿Cuántas? _____

Lección 20

Las proteínas

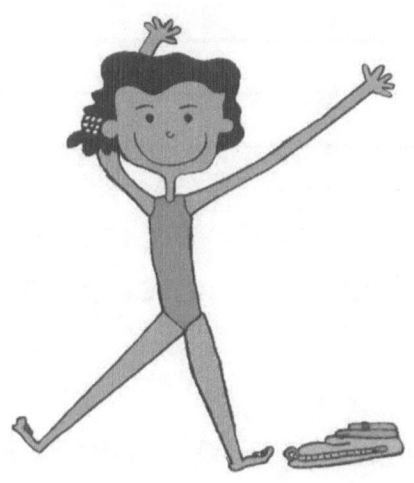

¡Por fin! Le toca su turno a Proteinita, yo Sanita me llevo muy bien con ella, dejaré que la conozcas para que la comas como debe de ser.

Hola amiguitos, soy la tercera de los nutrientes calóricos, y hoy vamos a hablar de mí, ¡Hurra!

¿Has observado a los empleados de la construcción cuando trabajan? ¿Te das cuenta, cuánta energía requieren para trazar, medir, cargar y trasladar los materiales en la obra que están haciendo? ¿De dónde obtienen tanta energía y fuerza? Reflexionen sobre esto y anoten sus comentarios en las siguientes líneas:

_____

_____

_____

Ahora piensa, y si no tuvieran ladrillos, cemento y todo el material que necesitan, ¿Qué pasaría?...

Pues yo proteinita me encargo de proporcionar todo ese material a tu cuerpo para que construyan nuevas células. Yo soy el arquitecto de tu cuerpo, y estoy en todas tus células y tus órganos.

¡Qué importante me siento! Pero trabajo mucho, tu también estudia mucho para que cuando crezcas hagas cosas muy importantes en tu país.

Además, yo, Proteinita también soy un nutriente calórico, y por cada 100 calorías que necesita tu cuerpo, yo le doy 15. Claro que para ello debes comer alimentos que me contengan.

Algunos de estos alimentos son:

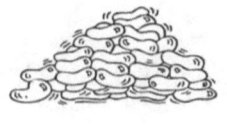 Los frijoles y la soya

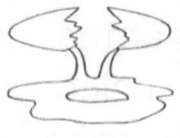 Los huevos

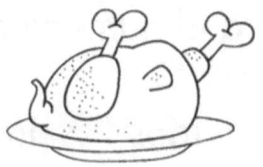

La carne de aves, de cerdo (chanchito), de res y de pescado.

Es muy importante que comas carne, sobre todo las de aves como pollo y pavo, estas carnes tienen proteínas en forma de aminoácidos, que es como nos proporcionan la energía.

Ahora que vayas a casa, platica con tu familia sobre lo que viste hoy en tu curso de nutrición, para que los alimentos que consumas incluyan la carne o sustitutos de esta.

Nos despedimos de nuestra amiga Proteinita. ¡Cuídate! y come considerando nuestras recomendaciones. Se despide de ti, Sanita.

Reafirmo mis conocimientos, desarrollo mis competencias

Clasifica las siguientes palabras en dos colecciones, la de palabras largas y la de palabras cortas. Escribe al lado de cada palabra el número de sílabas que la forma.

Aminoácidos_ pavo_ proteínas_ huevos_ alimentos_ calóricos_ res_ frijoles_ aves_ nutrición _ crecimiento_

Palabras

Largas   Cortas

_____   _____
_____   _____
_____   _____
_____   _____
_____   _____

Tema 6

LOS NUTRIENTES NO CALÓRICOS
(Vitaminas, minerales, agua y fibra)

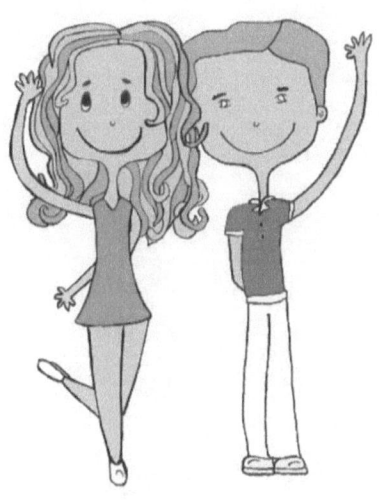

Objetivos: Que los alumnos identifiquen de los nutrientes no calóricos, el agua y la fibra, sus funciones, en que alimentos se encuentran y su relación con nuestra salud y con algunas enfermedades.

Lección 21

Las vitaminas

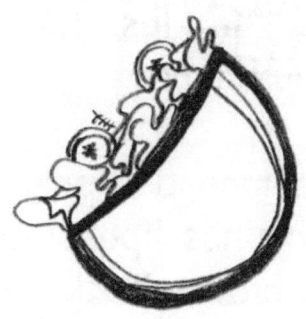

¡Hola amigos!, hoy conoceremos más sobre Vitaminita y los integrantes de su familia, las vitaminas. Pongan mucha atención.

¿Recuerdan en dónde están las vitaminas y los minerales? Comenten en binas lo que aprendieron la última clase. Luego, anoten aquí las frutas y las verduras que les gusten más:

_____

_____

Muy bien, ya recordaron que las vitaminas son necesarias para que nuestro cuerpo realice muchas de sus funciones y conserve su salud. Sabías que a los ejotes se les llama vainicas en Costa Rica y chauchas en Argentina. Bueno, estos vegetales son ricos en vitaminas y minerales, si no los has probado, te recomiendo que lo hagas.

Las vitaminas forman dos grandes grupos, el grupo de las vitaminas liposolubles y el grupo de las vitaminas hidrosolubles. ¡Espera! ya te explico.

Liposolubles quiere decir que estas vitaminas se disuelven en los lípidos que son los familiares de Grasita. Hidrosolubles quiere decir que estas vitaminas se disuelven o se mezclan con el agua.

Lipo= grasa   Hidro= agua

Cada vitamina tiene un nombre y son nombres muy cortos, sólo tienen una letra, por ejemplo: existen las vitaminas A, D, E y K, que son las que se juntan con Grasita (Liposolubles) y otras que se llaman B y C, que son las que nadan muy bien y les encanta estar en el agua (Hidrosolubles). Además cada una de ellas tiene un trabajo especial, veamos:

La vitamina A, interviene en el crecimiento de los huesos, en la protección de la piel y en el funcionamiento de nuestra visión; se encuentra en vegetales de colores muy vivos como la zanahoria, el pimiento rojo y en la leche y sus derivados.

La vitamina D, también participa en la formación de los huesos y ayuda a mantener al corazón sano. La encuentras en la leche, la carne de pescado y las frutas como las uvas.

La vitamina E, se encuentra en el brócoli, espinacas, aguacates y otros vegetales. Ayuda a que la piel se encuentre sana y permanezca joven. También apoya a nuestro sistema inmunológico.

La vitamina B, tiene varios apellidos, por ejemplo, hay vitamina B2, B6 y B12, todas son muy importantes, nos ayudan a mantener nuestro sistema nervioso, a que el corazón funcione bien y a la formación de la sangre, entre otras cosas. La encontramos en muchos alimentos como el hígado, quesos, champiñones y huevos.

Y finalmente la vitamina C, es la que nos ayuda a defendernos de la gripa o refriado común, también ayuda a formar heridas y cicatrices; y la podemos encontrar en las naranjas, limones, guayabas y otras frutas y verduras.

Ahora ya sabes más a cerca de las vitaminas y el trabajo que hacen por nuestra salud. Espero que la próxima vez que nos veamos puedas comentar sobre tu experiencia con los alimentos que contienen vitaminas.

Reafirmo mis conocimientos, desarrollo mis competencias

Elabora una maqueta en donde puedas poner verduras y frutas. Recuerda que este proyecto podrías llevarlo a cabo en tu casa posteriormente para realizar un huerto donde tengas ricos alimentos en vitaminas y minerales que podrían consumir en familia.

Lección 22

Los minerales

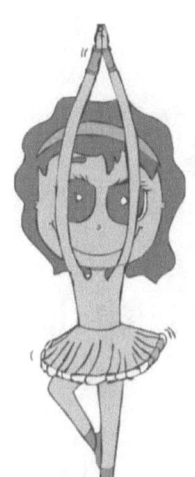

¡Hola! Espero te encuentres bien, yo me siento feliz de compartir una vez más esta aventura contigo; cuando estoy contenta me gusta bailar ¿a ti que te gusta hacer?

Hemos avanzado mucho, nuestros amigos los nutrientes ya se han convertido en nuestros "mejores amigos" cada vez que comes los recuerdas ¿Verdad?

Hoy hablaremos de los minerales, pero antes, comenten en el salón, lo que saben de los minerales, Recuerda que se encuentran en la tierra, en el agua... pero antes de que te diga más quiero saber que sabes tú.

Recuerdas a Mineralito, bien, pues él se encarga de darte los minerales que necesita tu cuerpo.

Los 12 minerales más importantes son:

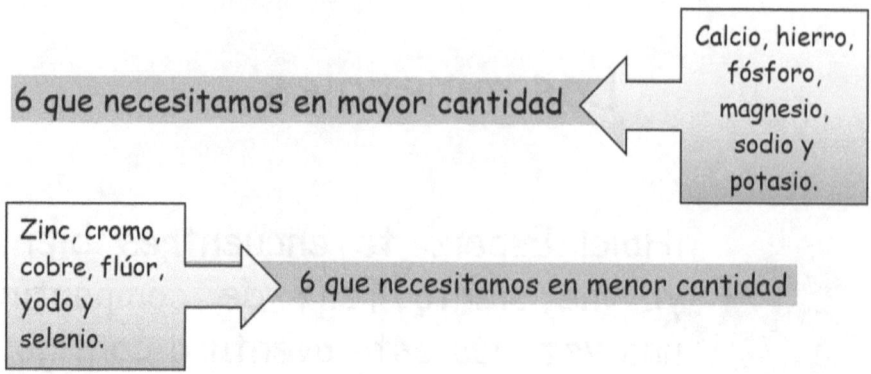

6 que necesitamos en mayor cantidad ← Calcio, hierro, fósforo, magnesio, sodio y potasio.

Zinc, cromo, cobre, flúor, yodo y selenio. → 6 que necesitamos en menor cantidad

Hay otros minerales más, pero después los conocerás.

¿Y de dónde provienen los minerales? Claro como ya lo habías visto son originarios de la tierra, por ejemplo, las plantas consiguen minerales del suelo donde crecen.

La mayor parte de los minerales los obtenemos directamente de las plantas y también de la carne de algunos animales que a veces incluimos en nuestra alimentación, como por ejemplo la carne de pollo, pescado, cerdo, langostas, etc., pero también se hay muchos minerales en el agua que bebemos, como ya saben ustedes, el agua también es un elemento muy importante para poder vivir.

Los minerales y algunas de sus funciones:

- El calcio fortalece tus huesos y participa en la regulación de los latidos del corazón.
- El flúor fortalece tus dientes e interviene a favor del crecimiento.
- El hierro fortalece tu sangre y transporta el oxígeno a todo el cuerpo.

Aunque necesitamos una cantidad muy pequeña de todos estos minerales, realmente son fundamentales, sin ellos podríamos tener serios problemas de salud.

¡Gracias por tu atención! estuve muy a gusto contigo enseñándote sobre los minerales.

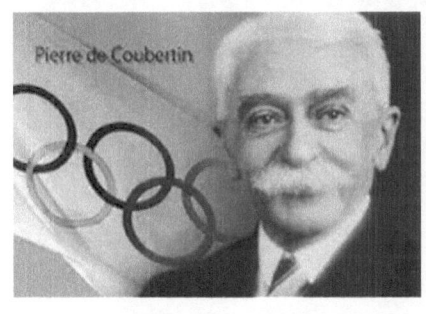

Sabías que... el Barón Pierre de Coubertin fue un gran defensor del equilibrio entre el trabajo intelectual y el físico. Para lograr ese equilibrio los minerales nos pueden ayudar mucho.

Anota los nombres de los minerales en el siguiente espacio. Recuerda la importancia que tienen en tu organismo.

_____   _____

_____   _____

_____   _____

_____   _____

_____   _____

_____   _____

Lección 23

El agua y la fibra

¡Qué tal amigos! Soy Sanita, permítanme presentarles a el agua y la fibra, en ésta lección hablaremos del gran trabajo que realizan estos nutrientes en nuestro organismo.

¿Alguna vez has sentido mucha sed? o ¿te has enterado de alguien que se deshidrate? ¿Sabes lo que quiere decir deshidratarse?. Comenten en clase lo que esto significa. Luego, lean lo siguiente.

Se llama "deshidratación" a la situación que tiene el cuerpo cuando no tiene agua o líquidos en las cantidades correctas. La deshidratación se puede dar de forma leve, moderada o grave y puede llegar a ser mortal. Es por eso que hoy vamos a hablar de la importancia del agua.

Antes que todo deben saber que hay que tomar agua durante todo el día, tú por ejemplo, debes tomar unos cinco vasos de agua al día. Pregúntale a tu compañero de al lado cuántos vasos de agua toma al día, ¿Crees que es suficiente? Si lo es, felicítalo.

El agua, forma las $\frac{3}{4}$ partes de nuestros cuerpos, sirve como lubricante, es un componente de la saliva y los líquidos que rodean las articulaciones. El agua regula la temperatura corporal a través de la transpiración y también ayuda a prevenir y aliviar el estreñimiento al movilizar el alimento a través de los intestinos. Ahora ya sabes algunas razones por las cuales, el agua es tan importante.

Por otro lado, la fibra es la que absorbe una buena cantidad de agua dentro de nuestro organismo, también aumenta la sensación de saciedad, es decir, satisface al estómago y ayuda a reducir la absorción de grasas malas para los organismos.

La fibra también ayuda a que la digestión sea mejor, realmente es una compañera única. La podemos ingerir al comer vegetales sobre todo, los cereales que conservan sus cascarillas, por ejemplo, el pan integral. Es muy importante comer algunas frutas con sus cascaras, esto ayudará a que la cantidad de fibra sea mayor.

Bueno, amigos hoy ha estado muy interesante este tema, volveremos a vernos pronto. Hasta la próxima.

Reafirmo mis conocimientos, desarrollo mis competencias

Ahora vamos a ver que tanto aprendiste ¿va?

Si me como $\frac{1}{2}$ chayote y $\frac{1}{2}$ manzana en el desayuno, en el almuerzo un elote y en la cena un mango.
¿Cuántas frutas y cuantas verduras con fibra me comí durante todo el día?

Verduras_____
Frutas_____

Lección 24

¿Qué has aprendido?

¡Bien! Hemos llegado hasta aquí, es hora de detenernos y recordar un poco, lee con atención y si es necesario, hazlo dos veces, luego, responde correctamente:

1. ¿Recuerdas cómo se le llama a la familia de Grasita? Escríbelo aquí:

_____

2. ¿En qué son diferentes la familia de Grasita y la familia de Vitaminita?

_____

3. Hay dos cosas que son muy importantes, que no son nutrientes, pero las debemos comer. ¿Cuáles son?

_____ y _____

4. ¡Adivina, adivinador! ¿Cuál es el nutriente calórico (de la familia de Grasita) que aporta menos calorías?

_____

5. Subraya el nombre correcto.
La más presta de las nutrientes que aportan calorías se llama:

   a) Vitaminita   b) Proteinita   c) Glucosita

6. Subraya la oración correcta:
Los nutrientes no calóricos son:

a) Vitaminita y Grasita   b) Mineralito y Grasita
            c) Vitaminita y Mineralito

7. Recuerda algunos nombres de las vitaminas y subráyalos en la siguiente lista.

       H   D   R   A   C   O   E

8. Los minerales son nutrientes que podemos obtener si comemos muchas frutas y verduras.

La oración que acabas de leer es cierta o es falsa, escríbelo enseguida:

_____

9. Si una persona deja de tomar agua se puede deshidratar. Escribe una recomendación para beber agua, que ayude a los niños y niñas a estar bien:

_____

10. Es el trabajo principal del Mineralito llamado Calcio (Ca). Subraya la oración correcta.

    a.   Mantener el corazón en su ritmo.
    b.   Ayudar a los ojos a ver muy bien.
    c.   Formar nuestros huesos y dientes.

CUARTO MÓDULO

Los grupos de alimentos

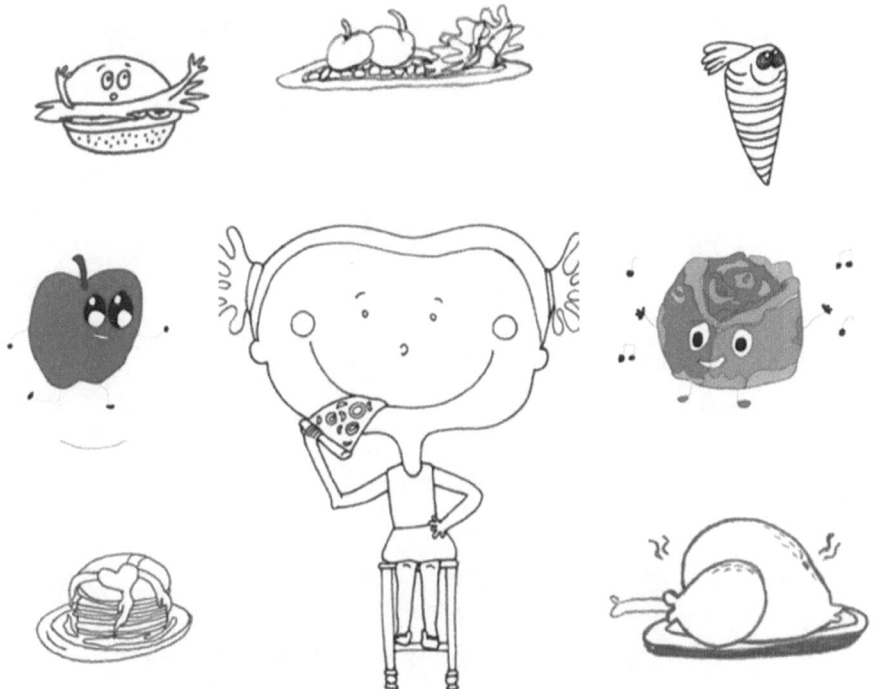

Tema 7

Frutas, verduras, cereales, pastas, lácteos y derivados

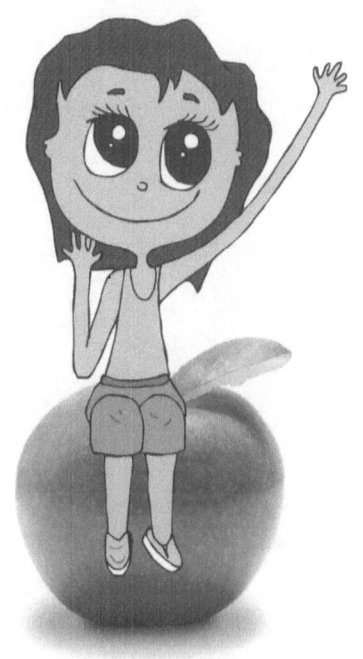

Objetivos: Que nuestros alumnos conozcan los alimentos pertenecientes a los grupos de frutas, verduras, cereales, pastas, lácteos y derivados, así como las características nutricionales de cada uno de ellos.

Lección 25

Los grupos de alimentos

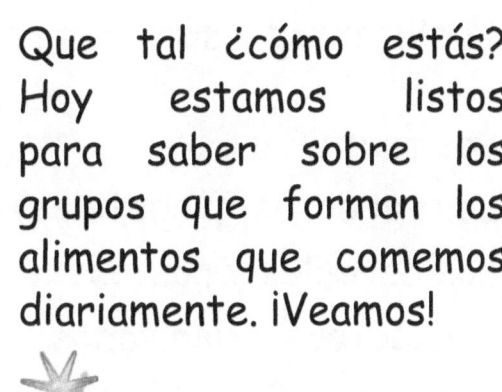

Que tal ¿cómo estás? Hoy estamos listos para saber sobre los grupos que forman los alimentos que comemos diariamente. ¡Veamos!

¿Sabías que los alimentos se clasifican en seis grupos? Esto es para que sea más fácil seleccionar que necesitas comer y en qué cantidad. Por ejemplo las verduras tiene mucha fibra que es buena para la digestión, y las frutas tienen muchas vitaminas y minerales.

¡Qué interesante verdad!

Para hacerlo todavía más fácil, la mayoría de los países en todo el mundo se pusieron de acuerdo y le han designado un color a cada grupo de alimento

El color los identifica en todo el mundo como si fueran varios equipos, cada uno con uniformes de colores distintos. Esos grupos de alimentos y sus colores son:

Las frutas	⇨ Rojo
Las verduras, (vegetales)	⇨ Verde
Los cereales y pastas	⇨ Naranja
Los lácteos y derivados	⇨ Azul
Las carnes y sustitutos	⇨ Morado
Los aceites y grasas	⇨ Amarillo

¿Por qué es importante que conozcas los grupos y su relación con los colores? bueno, lo apreciarás más adelante cuando conozcas la pirámide de los alimentos, y claro cada que veas estos colores en cualquiera de las formas en que los representan los reconocerás fácilmente.

Los grupos de alimentos que estudiaremos la próxima clase serán los vegetales y las frutas, ¡No faltes!

Reafirmo mis conocimientos, desarrollo mis competencias

Une con una línea los grupos de alimentos con los colores correspondientes. , recuerda que puedes hacer relaciones para que nunca lo olvides, por ejemplo las fresas son rojas y son frutas, muchas verduras son verdes, etc.

Las frutas	Amarillo
Las verduras, (vegetales)	Azul
Los cereales y pastas	Morado
Los lácteos y derivados	Verde
Las carnes y sustitutos	Naranja
Los aceites y grasas	Rojo

Lección 26

Los vegetales y las frutas

Para empezar la lección de hoy vamos a recordar la importancia de la naturaleza en nuestra vida diaria; ya que es ella quien nos proporciona todos los recursos que utilizamos, empezando por nuestros alimentos.

Juguemos con las frutas y las verduras. En tu país debe haber una gran variedad de ellas. Pintemos con un gis o un plumón de agua una ruedita o un punto en el centro de las palmas de nuestras manos, para hacer referencia con ello del color de la fruta que pensamos. Luego, pongámonos en un círculo y expongamos nuestras palmas y adivinemos en que fruta o verdura pensamos. Recuerda que hay que ir en orden y respetar los turnos.

Bien, después del juego de las frutas y verduras, has notado que todos conocen vegetales de diferentes formas, tamaños, colores, olores y hasta sabores, los hay dulces, salados y agridulces.

Hay vegetales que crecen en el agua, sobre la tierra y por debajo de ella. Además, la parte que comemos de estos, puede ser el fruto, la semilla, la flor, las hojas, el tallo y hasta las raíces.

Una fruta puede tener varios nombres, por ejemplo, en México tenemos aguacates, en Argentina le llaman *palta*; otro ejemplo en verduras son las *habichuelas* de España, en México le llamamos ejotes y en Argentina se llaman *judías*.

Cuando comemos frutas y verduras le damos a nuestro cuerpo Glucositas, Vitaminitas y Mineralitos, además de mucha fibra y agua, que todos los vegetales contienen; recuerda también que debemos comer alimentos que nos proporcionan Proteinitas y Grasitas, y dentro de tu cuerpo todo va a funcionar muy bien y evitaras las enfermedades.

Ahora ya sabes porque es importante comer muchas frutas y verduras, sería bueno que probaras alguna que nunca hayas comido, bueno, por ahora me despido de ti. ¡Hasta luego!

Reafirmo mis conocimientos, desarrollo mis competencias

Escribe el nombre de cada fruta o verdura que se ilustra.

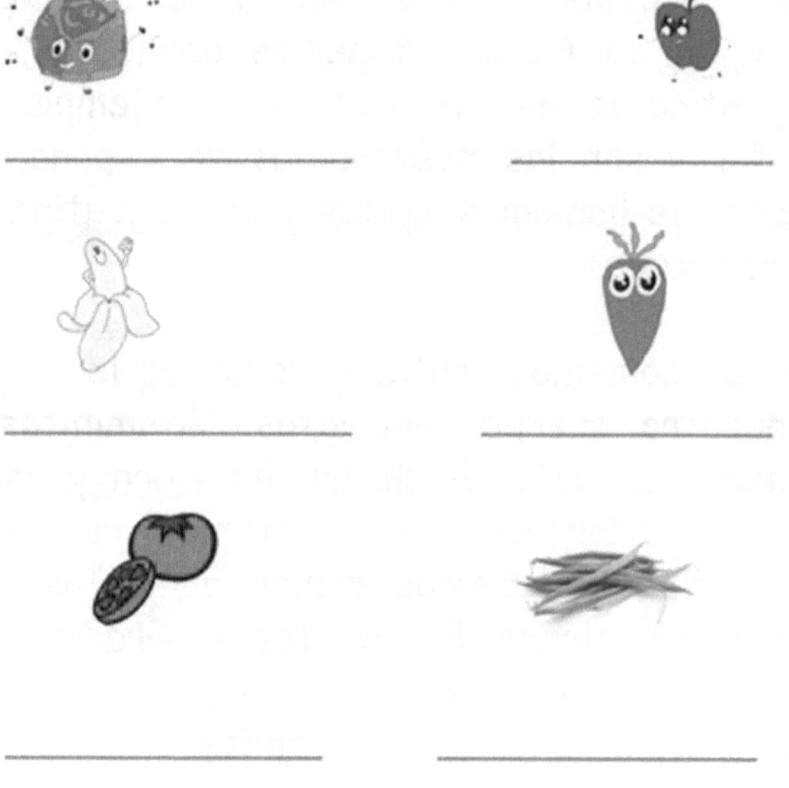

_____   _____

_____   _____

_____   _____

Lección 27

Los cereales y las pastas

¿Qué son los cereales y las pastas? Este es el tema que vamos a aprender. ¡Bienvenidos!

Vamos a divertirnos con las pastas y los cereales. Recortemos de cajas de cereal y bolsas de pastas los dibujos y el contenido. Vamos a pegarlos en un pliego de papel o una caja reutilizable. Con la asesoría de nuestro profesor de grupo, distribuyamos nuestros recortes dando espacio para poner también el contenido de cada uno de nuestros cereales o pastas.

Los cereales constituyen un grupo de plantas, las cuales tienen semillas y frutos que comemos indistintamente. Generalmente los granos y semillas son molidos y toman la forma de harina.

El maíz es un ejemplo de cereal, esta semilla es cocida de tal forma que se presenta como hojuela, en varios países del mundo se come con leche.

¡Es rico y saludable desayunar cereal con leche antes de irse a la escuela!

Otros cereales son la cebada y el trigo, alimentos muy importantes que se están en muchas variedades de pan. Estos dos cereales aportan energía y son ricos en fibra.

Las pastas

Son alimentos preparados con una masa cuyo ingrediente básico es la harina de trigo. Seguramente ya has comido el espagueti, los macarrones o las sopas de pasta, de letritas o moñitos, estas pastas de preparan con jugos de pollo u otras combinaciones para que tomen un buen sabor.

Recuerda en los cereales y las pastas se encuentran todos nuestros amigos "Los Nutrientes". Consume todos los días de este grupo de alimentos.

Investiga sobre diferentes tipos de panes que se hacen en otros lugares del mundo, anotado a base de qué cereal están hechos.

Pan de _____

Elaborado a base de _____

Pan de _____

Elaborado a base de _____

Pan de _____

Elaborado a base de _____

Lección 28

Los lácteos y sus derivados

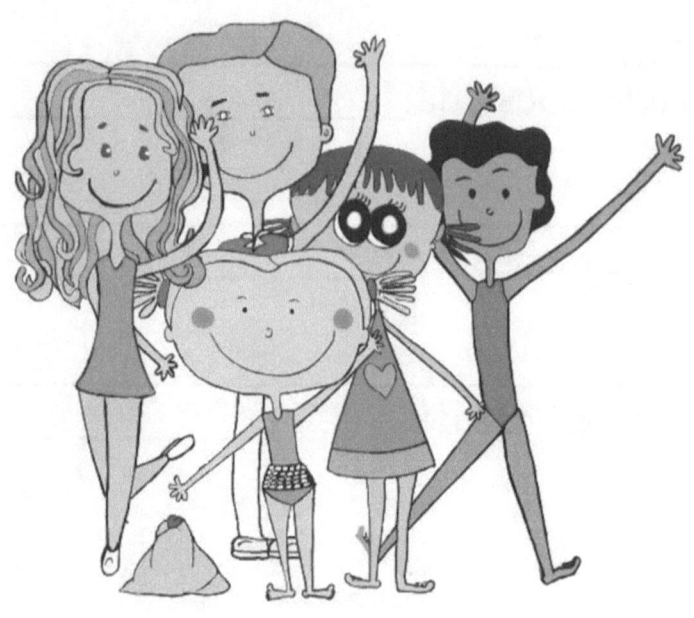

¡HOLA! Hoy estamos todos juntos, porque vamos a hablar de un grupo de alimentos muy importante y completo, en este grupo encontramos a la leche y otros alimentos que se elaboran a partir de ella. Además de ser ricos son muy nutritivos. En la leche nos puedes encontrar a todos nosotros ya que contiene Vitaminitas, Proteinitas, Grasitas, Mineralitos y Glucositas.

Todos alguna vez hemos tomado leche. ¿Recuerdas cuándo fue la primera vez? Revisen un libro de ciencias y busquen el tema de la importancia de la leche materna. ¡Es la mejor para los bebés!

¿Cuántas veces al día toman leche los bebés de su madre? ¿Hasta cuándo dejan de tomar leche los niños? Y qué pasa con algunos mamíferos, ¿hasta cuándo dejan de tomar leche? Hagan un cuadro en el que representen a los mamíferos y escriban hasta cuando toman leche de sus madres.

La leche nos nutre y nos mantiene sanos, además, tomar leche de nuestras madres nos hace crecer más sanos y fuertes.

Recuerda también algunos de los alimentos que se preparan a partir de la leche, como los quesos, la mantequilla, el yogurt y otros, todos ellos nos proporcionan calcio, el mineral que forma nuestros huesos y dientes, también nos aporta vitaminas como la A y la B, que nos ayudan a evitar enfermedades.

La leche y sus derivados nos dan proteínas, hay una muy especial que se llama caseína, y que también nos ayuda a defendernos de los ataques de las enfermedades y sobre todo a construir nuestro cuerpo.

También contiene a Grasita y a Glucosita, hay una muy famosa, seguramente ya has oído hablar de ella, se llama lactosa, y es el azúcar de la leche, hay personas que no la pueden digerir y al tomarla les causa molestias en su estómago. Pero es solo en los adultos, así que a ti, te recomendamos que tomes leche todos los días, te ayudará a mantenerte sano, y puedes combinarla con frutas o cereales.

Esperamos que disfrutes de tus lácteos y derivados, continúa con esta aventura, y *Adeus*, cómo se dice en portugués.

Ayuda a nuestra amiga la vaquita a llegar hasta la pastura, para que pueda comer y elaborar rica leche para todos.

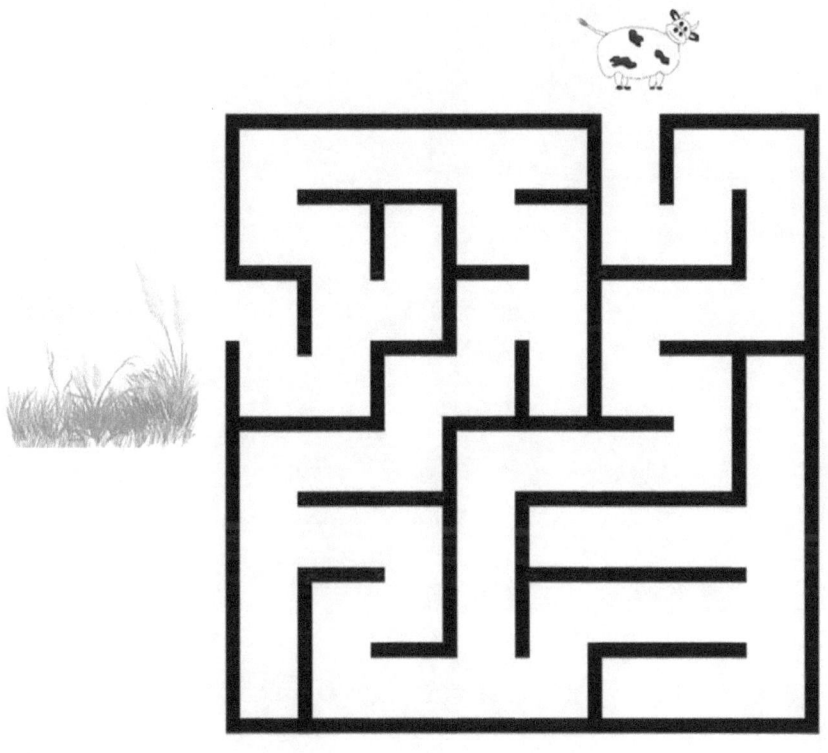

Tema 8

Carnes, derivados y sustitutos Aceites y grasas

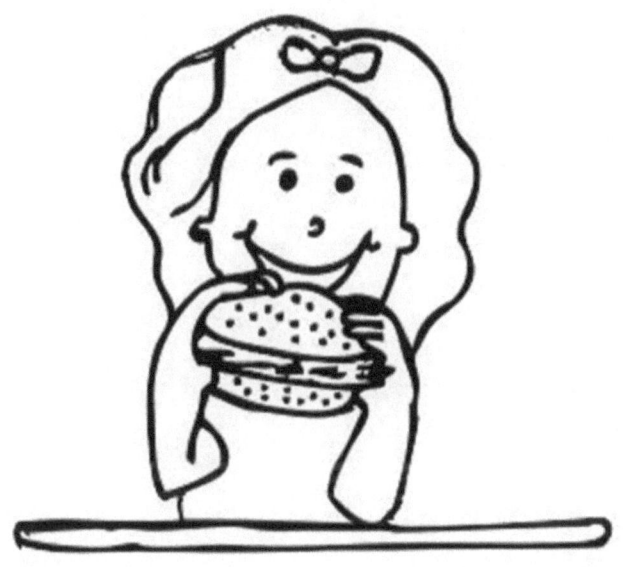

Objetivos: Que los niños y las niñas identifiquen los alimentos pertenecientes a los grupos de carnes con sus derivados, sustitutos, así como los aceites y las grasas y las características de cada uno de ellos.

Lección 29

Las carnes blancas y carnes rojas

Que tal amigos, soy Sanita. Vamos a continuar con nuestra aventura, hoy aprenderemos sobre el grupo de las carnes, ellas nos aportan muchas Proteinitas para crecer sanos y fuertes.

Hay dos tipos principales de carnes denominadas rojas y blancas. ¿Has comido carne de res o borrego? Ésta es carne roja, y si has comido carne de pollo o pavo, esta es de tipo blanca. Piensa en las diferencias que encuentras entre ambos tipos de carne. Con el apoyo del profesor, en grupo, comenten que diferencias encuentran en ellas y escríbelo en este espacio.

_____

_____

_____

_____

Vamos a conocer un poco más sobre las carnes que comemos, estas nos aportan todos los nutrientes menos glucosa. La mayor parte de los nutrientes son proteínas.

Carnes rojas:

- *Son de res, cerdo, cordero, en algunos países consumen otras como la de chivo.*
- *Su color rojo se debe a la presencia de hierro dentro de sus proteínas.*
- *Son consistentes, no muy suaves.*
- *Contienen más grasa y hierro, del grupo de los mineralitos.*

Carnes blancas:

- *Son carnes de pavo, pollo, pato y pescados, entre otras.*
- *Tienen muchas proteínas y pocas grasas.*
- *Son fáciles de masticar y digerir.*
- *En algunos lugares comen carne de emú un ave parecida al avestruz.*

Las carnes en general nos ayudan a crecer, a tener un buen sistema de defensas contra las enfermedades.

Relaciona las columnas, uniendo con una línea de color el tipo de carne con el animal de la que proviene.

Carne blanca

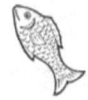

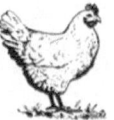

Carne roja

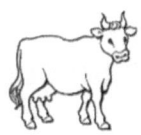

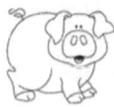

Lección 30

Los derivados y los sustitutos de la carne

¡Hola! Como están amiguitos, hemos avanzado mucho con nuestras lecciones. Espero que estés practicando lo que hemos aprendido. Ahora veremos un tema muy interesante. ¡Veamos!

Elaboren unas fichas y dibujen en ellas alimentos que sean derivados y/o sustitutos de la carne. Cada uno de ustedes debe hacer unas diez fichas. Comparen sus fichas, escriban en la parte de atrás de cada ficha, si es un sustituto o es un derivado.

Sustitución o **substitución** pueden referirse a poner algo en el lugar que ocupaba otra cosa, como un relevo o cambio. Recuerdas ¿Por qué es bueno consumir carnes? ¿Qué pasaría si no lo hacemos? ¡Exacto!, quien nos va a proporcionar las proteínas y demás nutrientes que contienen, entonces debemos comer "algo que las sustituya".

La soya es uno de los mejores sustitutos de las carnes, ya que contienen Proteinitas, igual que los frijoles o *porotos*, y no contienen grasas, en general las leguminosas y cereales pueden sustituirlas.

Hay muchas formas de prepararlas para poder consumirlas, por ejemplo hay soya texturizada, que parece carne a simple vista, y se pueden preparar hamburguesas o salchichas, también hay productos de cereales que parecen carne y que además son muy ricos.

Es muy importante que cuando no consumas carne puedas comer semillas, cereales o leguminosas como las habas, lentejas, soya y *porotos* o frijoles; además de combinarlas con una buena cantidad de verduras y frutas frescas.

Sabías qué hay países que producen mucha soya (soja) y que están en el continente americano, estos países son Estados Unidos, Argentina, Brasil y Canadá.

Ahora ya sabes que se pueden comer legumbres o cereales en lugar de carnes, sólo hay que cuidar que la cantidad sea suficiente y acompañarlos de verduras y frutas.

Te espero en la siguiente lección. Tu amiga Sanita.

Reafirmo mis conocimientos, desarrollo mis competencias

En el siguiente párrafo encierra con color rojo las palabras que correspondan a los verbos.

*"La **soya** **(soja)** es una especie de la familia de las leguminosas que se cultiva por sus semillas, ya que contienen aceite y mucha proteína. El grano de soya y sus subproductos (aceite y harina de soya, principalmente) se utilizan en la alimentación humana y del ganado.*

Esta especie es originaria de China y su nombre (soy) proviene del Japón. Se comercializa en todo el mundo, debido a sus múltiples usos.

El cultivo de la soya está ampliamente difundido a lo largo del planeta. Los cuatro países que producen más soya son: Estados Unidos, Brasil, Argentina y China.

China es el país que consume más soya a nivel mundial y también la usa para alimentar pollos y cerdos".

Lección 31

Los aceites, las grasas y los alimentos ricos en grasas

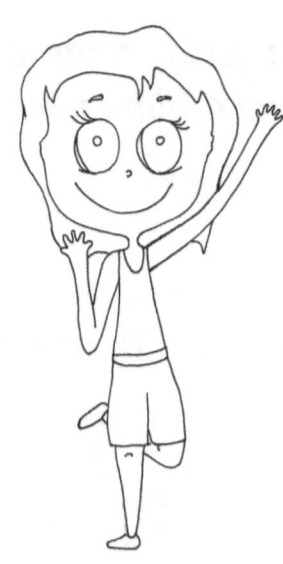

Hola chicos ¿Cómo amanecieron hoy? Si, se ven contentos como yo. Hoy conoceremos más sobre Grasita, de hecho sabemos que nos hace mucho bien. Aprendamos más sobre ella.

¿Recuerdas lo que has visto sobre las grasas? Claro, las grasas también son nutrientes. Comenten en clase sobre alimentos que comen en común en la escuela. ¿Qué alimentos han consumido en la cafetería escolar esta semana que contengan grasas? Hagan una relación en la libreta de esos alimentos.

Las grasas son nutrientes muy importantes en nuestra alimentación, ya que son la principal forma en que nuestro cuerpo almacena la energía. Pero, si comemos grasas en exceso el incremento en el almacén de energía puede producir enfermedades como la obesidad.

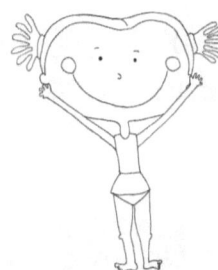 Las grasas son los alimentos que contienen mayor cantidad de grasitas, y se dividen en dos grupos: Grasas saturadas e insaturadas.

Las grasas saturadas son sólidas, como por ejemplo la manteca, que se extrae de los cerdos y es precisamente la grasa de estos animales.

Las grasas insaturadas son líquidas, como por ejemplo los aceites, estos contienen muchas grasitas. Sin embargo, en la actualidad hay varios tipos de aceites que son menos dañinos ya que provienen de semillas como el girasol o la soya.

En general el consumo de grasas en exceso puede producir enfermedades del corazón. Por eso, trata de comer alimentos que tengan poca grasa, prefiere alimentos que no estén fritos por ejemplo.

Un buen hábito de alimentación es consumir aceite de olivo y consumir carnes como el pescado que tiene una grasita muy especial que se llama Omega 3 y es buena para la salud.

Reafirmo mis conocimientos, desarrollo mis competencias

Elabora un cartel en donde informes sobre los alimentos que se deben consumir de forma regular y que contienen bajos niveles de grasas. Realiza recomendaciones específicas y ponle colores especiales a las palabras que se deben resaltar para que los que las lean no las olviden. Coloquen los carteles en lugares visibles en la escuela.

Lección 32

¿Qué has aprendido?

Nuevamente hemos terminado un bimestre, es momento de saber cuanto aprendimos. Antes de realizar las actividades, es necesario que te concentres. ¡Aquí vamos!

1. Ilumina cada renglón de la columna de la izquierda de acuerdo al color que está escrito en el. Después escribe el nombre del grupo de alimentos que corresponden a cada color, en la columna de la derecha.

Color	Grupo de alimentos
Rojo	
Verde	
Naranja	
Azul	
Morado	
Amarillo	

2. Escribe el nombre de la parte que comemos de los siguientes vegetales.

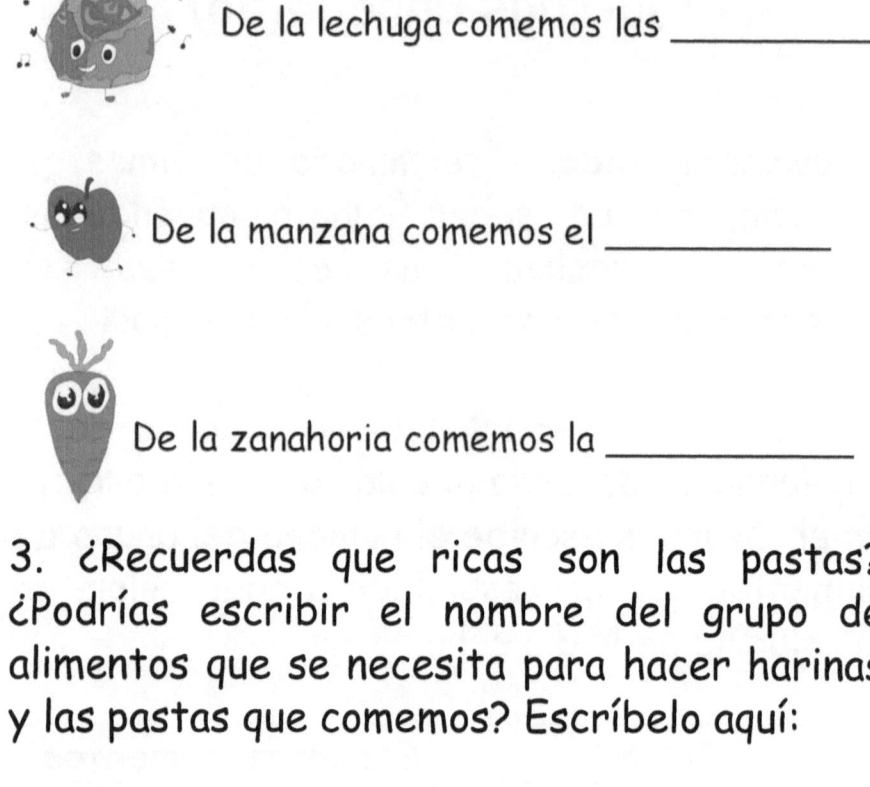

De la lechuga comemos las _____

De la manzana comemos el _____

De la zanahoria comemos la _____

3. ¿Recuerdas que ricas son las pastas? ¿Podrías escribir el nombre del grupo de alimentos que se necesita para hacer harinas y las pastas que comemos? Escríbelo aquí:

_____

4. Escribe el nombre del cereal con el que se hacen las tortillas y del que se comen los famosos "tacos mexicanos".

_____

5. Subraya el nombre de los nutrientes que nos aportan los alimentos hechos con cereales.

a. Mineralitos y Vitaminitas.
b. Glucositas, Mineralitos, Vitaminitas y Grasitas.
c. Proteinitas y Grasitas.

6. La Leche es un alimento muy completo porque nos proporciona todos los Nutrientes. Escribe una oración que recomiende tomar leche por los beneficios que representa.

_____

7. Del siguiente listado, encierra los productos que son derivados de la leche.

- Mantequilla
- Huevos
- Harina
- Gelatina
- Manteca

- Queso
- Yogurt
- Tofu
- Cajeta

8. Comer carne también nos ayuda mucho a estar sanos, solo hay que recordar evitar los excesos. Existen dos tipos principales de carnes, ¿Cuáles son?

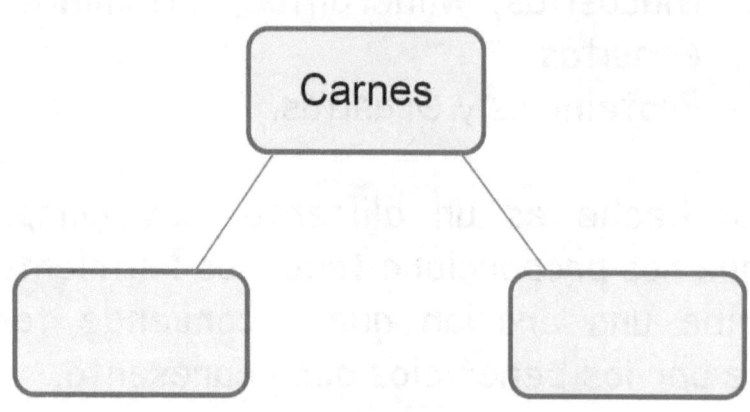

9. Luis Ángel es un niño a quien le gusta comer muy sanamente, pero últimamente siente que la carne ya no le gusta, en casa están preocupados porque Luis debe consumir proteínas ya que está en pleno crecimiento y desarrollo. ¿Qué podrá hacer Luis para que coma proteínas y que siga siendo un chico sano?

_____

_____

_____

_____

10. Subraya las oraciones que sean falsas.

a. Los alimentos que contienen muchas grasas aportan proteínas a tu desarrollo.
b. Hay que consumir grasas, pero de manera moderada, es decir, pocas.
c. Las frutas y verduras aportan muchas grasas a nuestra dieta.

Terminaste el reto, ¡bien! te esperamos en la siguiente sesión.

QUINTO MÓDULO

MIS PIRÁMIDES DE ALIMENTACIÓN, EJERCICIO Y ESTILO DE VIDA

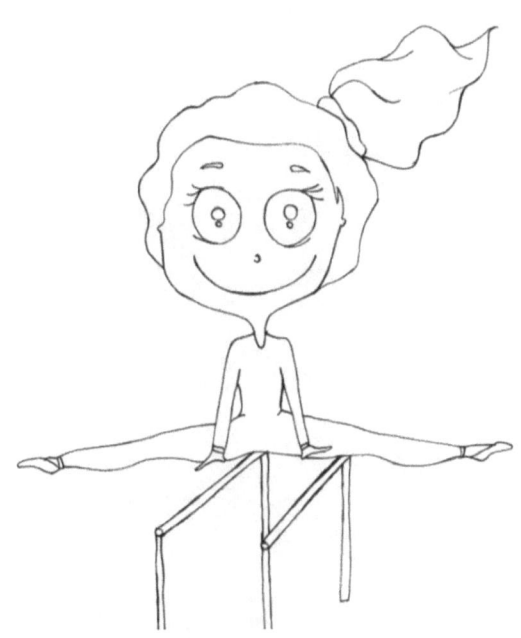

Objetivo: Que los niños y niñas identifiquen las características de una pirámide de alimentación, actividad física y estilo de vida.

Tema 9

Mi pirámide de alimentación, ejercicio y estilo de vida

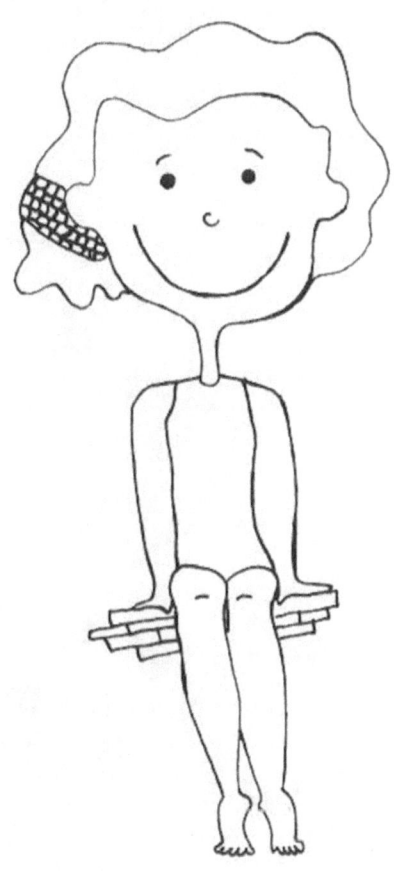

Lección 33

Características de las pirámides

Llegamos a uno de mis temas favoritos amiguitos, "las pirámides". ¿Cómo están? Yo feliz después de hacer gimnasia, estaba tratando de hacer una pirámide con mi cuerpo, casi me sale.

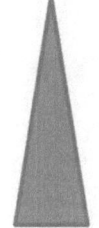Tú ya sabes como son la pirámides, ¡eso es! son triangulares. En los siguientes renglones describe lo que sepas de ellas y señala en los ejemplos las diferencias:

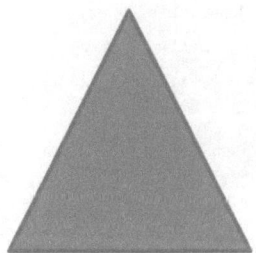

_____   _____

Bien, entonces ya notaste cuales son las características de una pirámide. En estas pirámides vemos la base y la punta. En la base están los cimientos que sostienen toda la pirámide.

Pero... ¿Qué tienen que ver con nuestro curso?

Bien pues en todo el mundo se utilizan para poner de ejemplo que cantidad debes comer de cada grupo de alimentos.

Para ello dividen la pirámide en varias partes como en el siguiente dibujo.

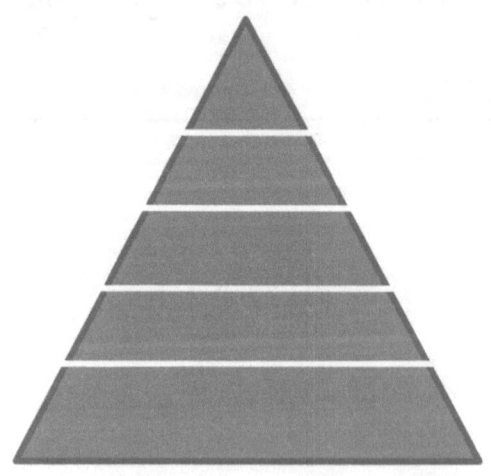

En la parte de abajo se colocan los alimentos que debes consumir en mayor cantidad, y van disminuyendo por nivel, de tal manera que hasta arriba van los alimentos que debes de comer menos. Tú lo harás, cuando te enseñemos a construir tu propia pirámide.

Ve pensando que alimentos pondrás en la parte inferior de tu pirámide y cuales pondrás más arriba para crecer y mantenerte sano y fuerte.

Reafirmo mis conocimientos, desarrollo mis competencias

Con el apoyo de tu profesor, realicen una pirámide de cartón o de algún material para reciclar. Ármenla muy bien de tal manera que sea firme y podamos ir poniendo en ella lo que seguirá en las siguientes lecciones.

Lección 34

Mi pirámide de alimentación

Qué bueno que viniste a la escuela. Recuerda que aunque ya casi termine el curso, debes seguir asistiendo puntualmente, limpio y bien peinado. Yo, Sanita, me esfuerzo por cumplir bien hasta el final.

Ahora veremos cómo debe ser nuestra pirámide de alimentación. Muy atentos todos comenzamos...

Colóquense en círculo, con sus sillas o mesabancos. Expongan las pirámides que hicieron la clase pasada. Comenten las características de sus pirámides y además platiquen sobre lo que es más importante comer cada día, es decir, que no deben dejar de comer.

Cada una de sus pirámides son diferentes, así debe ser porque todos somos distintos, en nuestras familias comen diversos alimentos, hay adultos y niños de diferentes edades. Lo más importante es que los alimentos sean adecuados para nutrirnos.

En las pirámides de alimentación se anota en la base los alimentos que más debemos consumir de acuerdo a nuestra edad, en tu caso, hay alimentos que son más importantes que otros y que debes considerar en tu pirámide.

Observa bien la base y lo que continúa de mi pirámide de alimentación.

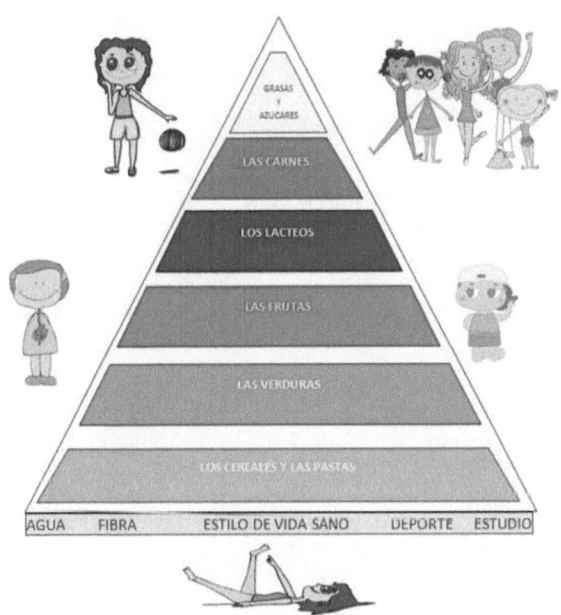

¿Qué te parece? Al estar analizando mi pirámide debes recordar muchas cosas que hemos aprendido en este curso porque todos nuestros amigos Los Nutrientes están ahí en la pirámide.

Reafirmo mis conocimientos, desarrollo mis competencias

Cuando llegues a tu casa, muéstrales la pirámide a tus familiares. Pregúntales que opinan de mi pirámide, o sea, de la pirámide de Sanita. Anota sus comentarios porque en la siguiente clase te servirán.

Lección 35

Mi pirámide de actividad física y estilo de vida

Espero que hayas hecho la tarea porque ahora veremos la pirámide de ejercicio y estilo de vida. ¿Listos? ¡Comencemos!.

Saquen todos sus anotaciones, sus familiares les han de haber hecho varios comentarios sobre la pirámide. De forma individual participen. Con la ayuda de su profesor realicen sus conclusiones.

¡Qué bonito! Recuerden que ustedes siempre deben respetar las opiniones de los demás y los comentarios deben hacerse sin ofender a nadie. ¡Gracias Profe por orientar adecuadamente a tus alumnos!

Ahora ha construir tu pirámide de ejercicio.

Hay cosas que ya hemos aprendido muy bien, por eso traten de responder estas preguntas: ¿Cuántas veces a la semana debemos hacer ejercicio?

_____

¿Cómo debemos organizarnos para hacer ejercicio?

_____

¿Hay estilos de vida buenos?

_____

¿Debemos levantarnos temprano?

_____

¿Qué hábitos son importantes para que podamos hacer ejercicio y realizar todas nuestras actividades bien?

_____

Muy bien estamos listos para realizar nuestra propia pirámide. Recuerda que la tuya debe ser de acuerdo a tus gustos, al lugar donde vives y a lo que si puedes realizar. Por ejemplo si te gusta mucho nadar, pero no hay un lugar cerca, o tu familia no te puede llevar, hay que escoger otro ejercicio que también te guste. ¡Hay una gran variedad!

Aquí te pongo de ejemplo mi pirámide.

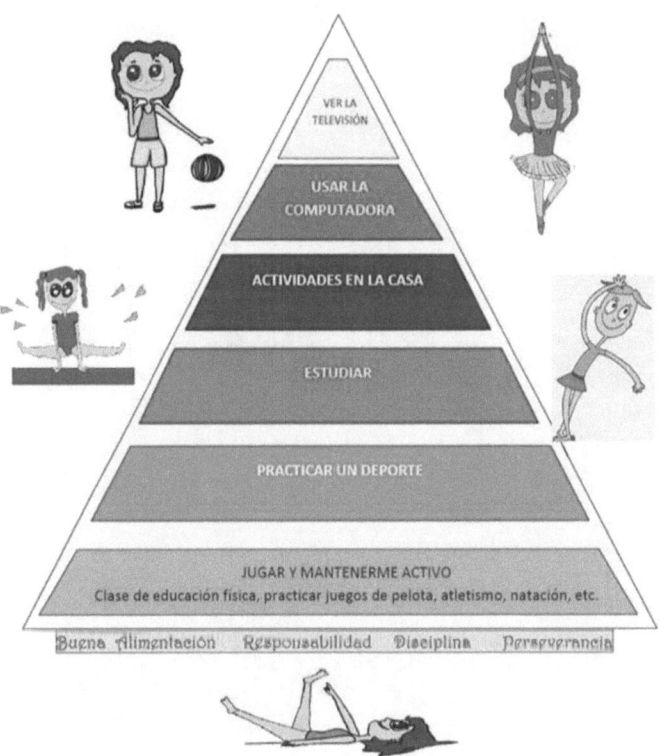

Ahora realicen su pirámide, recuerden comenzar por la base. Con la ayuda del profesor, anoten todo lo necesario que debe tener esta.

Llévense su pirámide a casa y pónganla en un lugar especial para no olvidar lo que todos los días deben considerar: Estilo de vida, ejercicio y sana alimentación.

Lección 36

Reflexiones y conclusiones del Curso de Nutrición y Salud

Estoy muy contenta de lo mucho que hemos aprendido.

Sin duda alguna, tenemos que practicar cada una de las cosas que hemos conocido en el curso de Nutrición y Salud; haciendo lo que hemos recomendado cada uno de nuestros amigos Los Nutrientes y yo Sanita, lograrás estar sano siempre.

Comenten que es lo que más les gusto del curso.

Qué cambios notaron durante este tiempo al llevar a la practica lo aprendido.

Cómo transmitieron los conocimientos en sus familias.

¿Has logrado aplicar algunos aspectos de lo que marcaste en tu pirámide de alimentación, ejercicio y estilo de vida?

Me dio mucho gusto haberte enseñado sobre nutrición y salud. No olvides que Glucosita, Grasita, Proteinita, Vitaminita y Mineralito y yo, Sanita, seremos siempre...

¡Tus mejores amigos!

El próximo curso te esperamos para una nueva aventura, con más conocimientos sobre Los Nutrientes, porque mientras más los conozcas más los vas a querer y podrás darle a tu cuerpo una mejor calidad de vida.